Vom Angsthasen zum Weltverbesserer:

Angst und Panik loswerden durch leichtes Klopfen-einfach und genial

Mein Erfahrungsbericht: Wie man in wenigen Minuten sofort und dauerhaft eine Angst auflösen kann!

Inklusive Bonus:
Anleitung zum Klopfen gegen Angst vor Krankheit–wirkt sofort!

Johanna Wedan

Inhalt

Vorwort

Ich weiß, wie Sie sich fühlen, wenn Sie gerade eine Panikattacke haben. Man fühlt sich elend und hilflos und möchte nur noch, dass es endlich aufhört. Doch diese Situation lässt einen nicht los. Man wird unruhig, fängt an zu schwitzen, das Herz schlägt bis zum Hals und man bekommt ein Kribbeln um den Mund herum. Das ist nicht gerade beruhigend. Man steigert sich in seiner Vorstellung, was alles Schlimmes passieren könnte, so stark hinein und atmet unbewusst immer schneller, dass es einem schwindlig und schlecht wird und sich nun auch noch die Hände zur Pfötchen-Stellung verkrampfen. Man ist wie gelähmt vor Angst und fängt ebenfalls noch an zu zittern. Sie können nichts dagegen tun, weil Ihr Verstand nicht mehr richtig mitspielt. Man weiß nicht, was noch passiert und bekommt vielleicht sogar Todesangst. Wie kommt man da nur wieder heraus? Hier kommt Hilfe von außen ins Spiel - wenn man Glück hat. Diese Situation ist zudem noch peinlich, weil man ja nicht „so“ sein will und sich nicht im Zustand dieser Schwäche zeigen und auch noch abhängig von fremder Hilfe machen möchte. Eigentlich ist man doch stark und funktioniert ganz normal, oder nicht? Kann man etwas gegen solche beängstigenden Situationen tun? Ich sage: Ja!

Ich möchte hier die Erklärungen über Ängste und Panik aus psychologischer, wissenschaftlicher oder anderer Sichtweise absichtlich nicht einbringen, da es dazu genügend andere Literatur gibt.
Mit dem Teilen meiner persönlichen Erfahrungen möchte ich Sie dazu ermutigen, diese einfache und geniale Methode „Meridian-Energie-Techniken“ (MET) wenigstens mal auszuprobieren und sich dadurch ein besseres, angstfreies Leben zu erschaffen. Das ist ein Herzenswunsch von mir. Was ich geschafft habe, das können Sie auch! Es ist wirklich nicht schwer.

Sie müssen es einfach nur anwenden!

Einleitung

Angst muss nicht sein.

Sonst würde ich dieses Buch nicht schreiben, weil ich nämlich Angst haben würde, öffentlich gesehen oder kritisiert und ausgelacht zu werden. Das ist mir gerade relativ egal, denn ich habe ein wunderbares Mittel an der Hand (im wahrsten Sinne des Wortes), um mich auch solchen emotionalen Dingen stellen zu können. Denn mit dieser genialen Methode kann man nicht nur Ängste, sondern auch alle negativen, verdrängten Gefühle wie Ärger, Scham, Schuld, Wut, Resignation und Trauer auflösen. Die ursächlichen Erlebnisse in unserer Vergangenheit oder aber auch die soeben erlebte, unschöne Situation sind danach zwar immer noch vorhanden, aber die dazugehörigen negativen Gefühle sind einfach weg und kommen auch nicht wieder! Man ist wie ein neuer Mensch, der nun viel mehr auf unserer wunderschönen Erde erleben und entdecken kann.

Deshalb ist meine Wahrheit: Angst muss nicht sein! Auch wenn manchmal etwas Gegenteiliges behauptet wird. Mag sein, dass uns bestimmte Ängste vor dem Überschätzen unserer eigenen Fähigkeiten schützen könnten. Doch was ist mit den Ängsten, die uns daran hindern, die ganz normalen, schönen Dinge des Lebens auszukosten oder überhaupt erst einmal kennenzulernen? Es gibt sicherlich einige Methoden, etwas gegen die Angst zu tun. Doch wer hat schon die Möglichkeit, sich im akuten, oftmals überraschend auftretenden Angstzustand behandeln zu lassen? Zum Beispiel mit Hypnose, die durchaus gute Erfolge erzielen kann, wie ich mich im Internet beim Hypnosetherapeuten Gabriel Palacios und anderen informiert habe. Auch der Ansatz, die Angst zu akzeptieren oder sich ihr zu stellen, ist eine Möglichkeit der Psychotherapie. Doch ohne diese zuvor in Anspruch genommenen Möglichkeiten, die zum Teil außerdem Geld kosten, weil die Krankenkassen nicht alles bezahlen oder es recht schwierig ist, Termine beim Psychotherapeuten zu bekommen, ist man im Ernstfall hilflos diesem elenden Gefühl von Angst oder Panik ausgesetzt. Es gibt auch Atemübungen, die helfen können. Doch wenn man hyperventiliert und als erste Hilfe den überschüssigen Sauerstoff in eine Tüte abatmet, was, aus meiner Sicht, gefühlt ziemlich lange dauern kann, bleibt dieses scheußliche Gefühl der Ohnmacht in dieser Situation bis zum Schluss der Panikattacke da. Mit den Meridian-Energie-Techniken (MET) von Rainer Franke haben Sie in diesen Fällen eine tolle Möglichkeit „an der Hand“, Ihren akuten Angst- oder Panikzustand zu beenden.

Ich hatte in meinem Leben diverse Ängste entwickelt, zum Beispiel hatte ich Angst vorm Fliegen, weil in meiner Kindheit mal ein Militärflugzeug vor unserem Mehrfamilienhaus abgestürzt war und ich deswegen bis zu meinem 50. Lebensjahr nie geflogen bin. Auch meine Angst vor Gewitter hielt mich immer in Schach, weil 1990 einmal ein Blitz völlig unverhofft circa einen Meter vor mir eingeschlagen und die

Druckwelle des Donners mich in die Knie gezwungen hat. Zudem kam noch Angst vor Krebs hinzu, weil verschiedene Menschen aus meinem Umfeld, darunter auch eine fast gleichaltrige Nachbarin mit 28 Jahren, daran verstorben sind. Außerdem hatte ich Angst, vor vielen Menschen zu reden; Angst vor größeren Menschenmengen, wie sie bei Konzerten oder in Kaufhäusern zu finden sind; Angst vorm Motorradmitfahren, Höhenangst, Angst vor engen Räumen (wie Fahrstuhl, MRT-Röhre, Seilbahnen, Tunnel) und Angst vor tiefen Gewässern. Dazu kam Angst vor verschiedenen Krankheiten; Angst vorm Sterben; die Angst, Angehörige zu verlieren; Angst, etwas falsch zu machen usw. Auch auf der Autobahn als Beifahrer im Auto mitzufahren war nicht entspannt für mich und an selber fahren war dort gar nicht zu denken! Das hatte ich versuchsweise mal ausprobiert. Mein Mann saß neben mir, hinten unsere beiden Kinder und ich bekam plötzlich eine Panikattacke beim selber fahren. Mein Mann schrie mich an und gab mir Anweisungen, was ich machen soll, weil ich nicht mehr in der Lage war, klar zu denken. Ich hatte Glück, denn ein neuerbauter Rasthof bot mir kurze Zeit später die Möglichkeit, vom Fahrer- auf den Beifahrersitz zu wechseln... Ich hatte auch Angst vor dem Unbekannten und überhaupt, ich war ziemlich eingeschränkt in meinem Leben, wenn ich so darüber nachdenke.

Das sollte sich ändern.

Zu meinem großen Glück habe ich im Jahr 2008 eine heute ganz leicht anzuwendende Klopf-Technik kennengelernt. Es sind die Meridian–Energie–Techniken (MET) von Rainer Franke, die er, als erfahrener Diplom-Psychologe und Gestaltpsychotherapeut, aus anerkannten Methoden der Psychotherapie und verschiedenen anderen, neuartigen therapeutischen Ansätzen selber entwickelt hat. Er selbst hatte sich zuvor trotz größter Skepsis von der Energiefeld-Therapie (EFT), einem noch jungen, aus den USA kommenden Zweig der Energetischen Psychologie, durch persönliche Erfahrungen überzeugen lassen. Diese hat er dann bestmöglich verändert und Meridian-Energie-Techniken (MET) genannt. MET funktionieren energetisch auf den Grundlagen der Akupunktur, nur viel einfacher. Statt der Akupunktur-Nadeln werden Zeige- und/oder Mittelfinger der rechten Hand zum leichten, angenehmen Beklopfen von wenigen, bestimmten Punkten auf den Meridianen im Energiesystem des Körpers benutzt. Diese Meridiane, also Energie-Leitbahnen, sind der Theorie nach energetisch blockiert. Dies kann durch große, aber auch kleine Traumatisierungen in unserer Vergangenheit entstanden sein und die daraus resultierenden, aber verdrängten, negativen Gefühle wie Angst, Ärger, Trauer, Scham, Schuld und Resignation können durch die Meridian-Energie-Techniken (MET) aufgelöst werden. Ja, Sie haben richtig gelesen: Aufgelöst! Also nicht verdrängt und irgendwann wiederkehrend. Nein, einfach weg! Darüber erfahren Sie später mehr, um sich nach und nach jede einzelne Angst auflösen zu können oder im Akutfall sofort davon zu befreien. Ich weiß, dass es an dieser Stelle Menschen gibt, die mir unterstellen, die Klopftherapie als DIE ultimative Therapieform darzustellen und das als anmaßend und objektiv falsch empfinden. Doch ich habe diese Therapieform in allen möglichen und unmöglichen Situationen angewandt - dieses Buch beruht nur auf meinen eigenen Erfahrungen und dem von mir entnommenen Wissen über MET. Wie sagt man so schön: Wer heilt, hat Recht. Für mich heißt das, wenn mein Problem durch eine alternative Heilmethode und leider nicht durch die Schulmedizin gelöst wurde, dann ist es mir ein Bedürfnis, diese weiterzuempfehlen. Das bedeutet für Sie, dass Sie sich einfach Ihre eigene Meinung dazu bilden. Schon beim Erlernen der Technik sollten Sie sich Ihre entsprechende Angst vorstellen, indem Sie sich in eine angstauslösende Situation gedanklich hineinversetzen und diese Angst dann durch das Beklopfen der Akupunkturpunkte auflösen. Diese

Methode kann man jederzeit auch im akuten Fall anwenden, weil die Angst oder ein anderes, negatives Gefühl dann gerade da ist. Das Schönste daran ist, dass diese Angst nie wiederkommt, wenn sie richtig aufgelöst wurde!

Ich bin der lebende Beweis dafür…

Erster Teil

1-Meine Erfahrungen mit der Angst

So eine Panik-Situation in dieser krassen Form, wie im Vorwort beschrieben, hatte ich zum Glück nur einmal in meinem Leben und das auch noch in einer Arztpraxis. Ich weiß nicht mehr, weswegen ich bei einem Vertretungsarzt war, doch ich hatte dort vor irgendetwas Banalem Angst. Diese steigerte sich im Wartezimmer zu einer Panikattacke, so dass ich mich vor Angst mit verkrampften Händen an die Schwester, die auch noch die Tochter unserer damaligen Nachbarn war, wandte. Das war mir sehr peinlich, aber sie brachte mir eine Tüte zum Abatmen des überschüssigen Sauerstoffs. Durch schnelles Atmen hatte ich eine zu hohe Konzentration davon in meinem Blut. Ich kam direkt als Nächste zum Arzt ins Sprechzimmer. Dieser sprach ganz ruhig zu mir und wollte wissen, was denn los wäre. Das wusste ich nicht so genau, aber auch hier habe ich mich geschämt, dass ausgerechnet mir so was Blödes passiert. Das kann doch gar nicht sein, ich bin doch ein normaler Mensch, ich bin doch nicht krank! Nach einer gefühlten Ewigkeit kam ich mit seiner Hilfe dann glücklicherweise aus diesem Zustand wieder heraus.

Als junge Mutter mit zwei sehr kleinen Kindern hatte ich mal einen ähnlichen Zustand, allerdings ohne Pfötchen-Stellung der Hände, so dass mein Mann eine in unserem Haus wohnende Ärztin nachts zu uns holte, die mir dann eine Tablette zur Beruhigung gab. Es dauerte meiner Meinung nach ewig, bis die Wirkung dieses Medikamentes einsetzte und es war mir noch lange peinlich, dass ich die Hilfe dieser Ärztin privat in Anspruch nehmen musste.

Mein erstes Kind kam durch einen Kaiserschnitt auf die Welt. Es war wunderschön, hatte blonde Haare und einen schönen, runden Kopf, weil dieser nicht durch den normalen Geburtskanal musste. Deshalb sah es irgendwie anders aus, nicht so, wie die vielen Früh- und Neugeborenen, die ich als Kinderkrankenschwester schon gesehen hatte. Nun selbst auf der Entbindungsstation liegend überkam mich die Angst, dass es an einer bestimmten Krankheit leiden könnte. Auch das war lange Zeit belastend, zum Glück verschwand diese Angst später wieder, weil sich mein Kind so gut entwickelt hatte.

Einmal fuhr ich als junge Frau mit der S-Bahn in einem Doppelstockzug. Ich bin als Jugendliche oft damit gefahren und hatte nie Probleme dabei. Im Erwachsenenalter bekam ich plötzlich im oberen Stockwerk des Zuges eine Panikattacke und hatte das Gefühl, ich müsste auf der Stelle dort raus, was aber leider nicht möglich war. Ich habe mich von Station zu Station „gehangelt", immer mit der Option im Hinterkopf, viel früher auszusteigen als geplant. Ich habe bis zum Schluss durchgehalten. Ja, auch Übung macht den Meister! Es geht irgendwie immer weiter, doch zu welchem Preis?

Nach der Wende in der DDR wurde ein großes Kaufhaus in unserer Gegend eröffnet, welches ich natürlich auch sehen wollte, weil ich so etwas in dieser Art noch nicht kannte. Im Erdgeschoss innen angekommen, war ich überwältigt von dem tollen Angebot, doch schon bald merkte ich, dass mir hier zu viele Menschen sind. Ich musste schlagartig das Kaufhaus verlassen. Doch das war bei den Menschenmassen gar nicht so einfach und die Panik machte sich so langsam in mir breit. Endlich draußen angekommen, wurde ich nach einer Weile durch Ablenkung wieder ruhiger. Das waren nur ein paar kurze Beispiele, um zu zeigen, dass ich wirklich betroffen war. Doch es geht noch weiter...

2- Wie alles begann

Zu Beginn des einundzwanzigsten Jahrhunderts sah ich eines Nachmittags eine Talkshow im Fernsehen mit Pfarrer Jürgen Fliege. Dieser hatte einen Gast in seiner Show, der dort an zwei Frauen demonstrierte, wie man bestimmte Ängste verlieren kann. Die eine Dame hatte Höhenangst, was mich sehr interessierte, und die andere hatte eine Spinnenphobie. Auch das war interessant für mich. Der Gast beklopfte während der Sendung hinter den Kulissen irgendetwas bei den Frauen und ihre Ängste waren dann verschwunden. Als Beweis stieg die Höhenängstliche unter Kamerabegleitung auf eine Hebebühne, mit der sie sich entspannt hochfahren ließ - und sie hatte keine Höhenangst mehr. Das konnte ich mir nicht erklären! Die andere „beklopfte“ Frau mit der Spinnenphobie ließ zum Schluss sogar eine Vogelspinne über ihren Arm laufen. Gut, das würde ich jetzt nicht unbedingt wollen... Aber es war sehr beeindruckend! Ich hatte keine Ahnung, was da vor sich ging!

2008 war meine persönliche Wende. Wir bekamen sehr viele Kataloge, unter anderem vom Kopp-Verlag. Dieser Verlag hat Bücher im Angebot, die anders sind. Dort fand ich beim Stöbern ein Buch von Rainer Franke und Ingrid Schlieske, welches den Titel „Klopfen Sie sich frei!“ trug. Neugierig, was das wohl zu bedeuten hatte und ob da eventuell sogar ein Zusammenhang mit der damaligen Talkshow bestand, kaufte ich es mir für 4,95 Euro. Für diesen Preis konnte ich nicht viel falsch machen. Ich wusste ja nicht, was mich erwartete. Ich hatte mir schon Bücher bestellt, mit denen ich dann nichts anfangen konnte. Aber dieses Buch war eine der besten Investitionen, die ich in meinem Leben gemacht habe. Beim ersten Durchblättern dieses Buches bin ich gleich bei den Fallbeispielen hängengeblieben. Die waren total spannend, so dass ich mir erst mal alles durchgelesen habe und meine Neugier auf die

Klopftechnik wurde immer größer. Anhand eines Fotos im Buch erkannte ich auch, dass es der Psychologe Rainer Franke aus der Talkshow im Fernsehen war, der dieses Buch geschrieben hatte. Kurz darauf fuhren wir im Mai eine Woche ins Pitztal nach Österreich in den Urlaub und das Buch war dann dort meine selbstgewählte Pflichtlektüre. Am zweiten Urlaubstag führte uns irgendetwas bei unserer Erkundung der Gegend „zufällig" gleich zu einer Hängebrücke, auf der auch Bungee-Jumping angeboten wurde. Wir gingen beide bis zum Anfang der Brücke und beim Versuch, diese irgendwie zu betreten, sagte mein Körper: „Nein! Da geh ich nicht drauf, beim besten Willen nicht!" Auch mein Mann ging keinen Schritt weiter, denn er hatte ebenfalls Höhenangst. Also haben wir nur zugesehen, wie die anderen Leute scheinbar ohne Probleme da drüber liefen. Wieder zurück in unserem Zimmer, bei nicht so schönem Wetter, habe ich mich dann intensiv mit dem Buch und der Methode beschäftigt, weil ich einfach neugierig war und wissen wollte, ob das auch bei mir funktioniert. Zum Glück hatte mein Mann für solche Dinge Verständnis und ließ mich in Ruhe alles ausprobieren. Nach ein paar Tagen kam der Augenblick der Wahrheit. Ich hatte mich nach der damals etwas umständlicheren und längeren Anleitung als Erstes gegen meine Höhenangst beklopft. Am Ende unserer Urlaubswoche im Pitztal fuhren wir noch einmal zu der Hängebrücke. Mein Mann blieb wieder wie angewurzelt stehen, doch ich wollte versuchen, darüber zu laufen. Es war der ultimative Test dieser Methode für mich und - es hat geklappt! Ich bin ohne Probleme auf der schaukelnden Brücke allein hin und zurück gelaufen, sogar mit einem Blick in der Mitte der Hängebrücke vom Bungee-Jumping-Absprungpunkt nach unten. Ich war super glücklich und stolz auf dieses Ergebnis. Das hätte ich nie für möglich gehalten! Nachmittags sind wir zusätzlich noch, ermutigt durch das tolle Glücksgefühl, den Hausberg hochgestiegen. Dort haben wir uns auf dem Rückweg allerdings irgendwie verlaufen. Mein Mann schlug trotz seiner

Höhenangst vor, einfach den Berg nach unten über die Wiese zu gehen. Da sich unsere Unterkunft neben der Talstation der Seilbahn befand und auch zu sehen war, willigte ich, ohne Angst zu haben, ein. Wir sind dann wirklich auf der Schneise entlang der Seilbahn, die wegen Wartung in dieser Woche nicht fuhr, auf der Wiese hinuntergelaufen. So frei wie dort hatte ich mich in meinem ganzen Leben noch nicht gefühlt, daran werde ich mich immer wieder zurückerinnern! Das hätte ich ohne Klopfen nie im Leben gemacht!... **Nie!!!**

3- Höhenangst und Angst vorm Seilbahn fahren

Im Sommer des gleichen Jahres waren wir noch einmal in den Alpen im Zillertal, um Urlaub zu machen. Meine Cousine und ihr Mann machten dort zur selben Zeit Urlaub wie wir und wir trafen uns ein paarmal. Unter anderem wollte ich, dass wir gemeinsam mal mit der Seilbahn auf den über 3200 Meter hohen Hintertuxer Gletscher fahren, was mein Mann und ich zu zweit wohl niemals in Angriff nehmen würden. Ich freute mich nach dem Klopfen schon darauf, aber das Problem war - mein Mann! Am Vorabend der Tour fragte ich ihn auf dem Balkon unseres Hotelzimmers mit Blick auf die Talstation einer anderen Seilbahn: „Soll ich Dich nicht auch mal gegen Höhenangst und Angst vorm Seilbahnfahren beklopfen?“ Er hatte ja gesehen, was ich auf einmal konnte. Mit einer Flasche Bier in der Hand ließ er es über sich ergehen und machte skeptisch mit. Ich hoffte, dass es auch bei ihm funktionieren würde, hatte ich das Klopfen doch bisher nur an mir ausprobiert. Am nächsten Tag staunten wir alle, wie mutig er in der Seilbahn war. Wir wussten, es könnte schwierig werden mit ihm, doch das Gegenteil war der Fall - als wäre nie etwas gewesen! Er stand im letzten Abschnitt der drei verschiedenen Seilbahnen sogar in der Gondel auf und machte zwei Schritte zur Seite, um das Hochtal besser sehen zu können. Noch ein paar Tage zuvor saß er in einer anderen, vollen Seilbahn-Gondel ängstlich zusammengekauert auf dem Sitz, die Hände über dem Kopf und wollte nicht angesprochen werden!

Auch in einem früheren Urlaub nutzten wir mit einer Sommercard, die uns das kostenfreie Fahren mit verschiedenen Seilbahnen ermöglichte, ein zweites Mal in dieser Zeit dieselbe Seilbahn. Auf dem Weg nach oben hielt die Seilbahn plötzlich an. Das kannten wir noch nicht. Normalerweise ist das nichts Schlimmes. Doch mit unserer Angst davor war es schrecklich für uns. Wir wussten damals noch nicht, dass eine Seilbahn auch mal wegen Kinderwagen, Rollstühlen oder anderem Gepäck anhalten kann. Dadurch kam die Gondel zum Schaukeln und wir waren keine guten Vorbilder für unsere Kinder mit dieser Angst. Damals gab es auch noch keine Handys und wir fühlten uns auf Gedeih und Verderb ausgeliefert. Zuerst wollten wir deshalb an der Mittelstation aussteigen, rangen uns dann aber doch dazu durch, ganz nach oben zu fahren, in der Hoffnung, jetzt würde alles glatt gehen. Kurz vor der Bergstation hielt die Seilbahn plötzlich wieder an und fuhr nun auch noch ein Stückchen wieder rückwärts herunter. Wir waren wie gelähmt vor Ungewissheit und Angst und konnten dann, als wir oben waren, den Ausblick auf die schöne Landschaft nicht mehr genießen. Nach 20 Minuten Unruhe stiegen wir wieder in die Gondel und überstanden diese Fahrt irgendwie mit einem Blick in eine große Zeitung. Nach diesem Erlebnis hatten wir beide immer Respekt vorm Seilbahnfahren. Berichte im Fernsehen über Seilbahn-Unglücke trugen ihren Teil

dazu bei. Und nun plötzlich dieser Wandel! Es war unglaublich.
Im Urlaub des Jahres, bevor wir die Klopftechnik kannten, konnte mein Mann nicht mal an die Staumauer eines Stausees herantreten, ohne sich gut abzusichern, geschweige denn, hinuntersehen! Auch das klappte in diesem Urlaub und er beugte sich sogar interessiert über die Mauer, um nach unten zu schauen. Es war beeindruckend und er war stolz darauf, es genießen zu können. Wieder zu Hause angekommen fragten ihn seine Arbeitskollegen seitdem immer wieder, wieso er jetzt auch auf dem Steigerfahrzeug in ein paar Metern Höhe arbeiten kann, obwohl er doch so ängstlich war und sich möglichst davor gedrückt hatte. Er sagte dann immer nur schelmisch: „Meine Frau hat mich beklopft!“ Die Kollegen staunten und lachten darüber und hielten es für Hexerei...
Heute fahren wir im Urlaub sehr gern und mit jeder Seilbahn mit und erfreuen uns an der Aussicht. Vor Kurzem war selbst die Kombination Zahnradbahn

fahren durch einen 4 Kilometer langen, ansteigenden Tunnel und kurze Auffahrt mit der Seilbahn zur Zugspitze, dem höchsten Berg Deutschlands, überhaupt kein Problem für mich und das trotz Maskenpflicht! Den gleichen Weg wollten wir auch für die Rückfahrt nutzen. Doch wie es der Zufall so will, landeten wir an der, von meinem Mann nicht unbedingt gewünschten, langen Seilbahn zum Eibsee mit nur einem Stützmasten und merkten es erst in der großen Gondel … Doch es war für uns beide alles bestens und wir sahen sogar einen wunderschönen Regenbogen von oben.

Als wir früher einmal im Urlaub mit unseren zwei kleinen Kindern mit der Jenner-Seilbahn am Königssee in Zweier-Gondeln nach oben gefahren sind, lenkte ich mich mit unserer Videokamera von meiner Angst vorm Seilbahnfahren und allem Unbekannten ab. Dann mussten wir, von der Bergstation aus, noch einen kurzen Weg nach oben gehen, um den schönen Königssee sehen zu können. Es war ein normal breiter Weg nach oben, jedoch ging es links ziemlich steil nach unten und rechts war ein stark ansteigender Berghang. Aus Sorge um meine beiden lebhaften, kleinen Kinder konnte ich das überhaupt nicht genießen. Plötzlich konnte ich keinen Schritt mehr weiterlaufen vor Angst. Ich war wie blockiert und gelähmt und nichts ging mehr. Mit Hilfe meiner Familie habe ich es gerade so noch bis zu einer Sitzgelegenheit geschafft. Ein Rentnerehepaar, welches das Ganze mitbekam, sagte zu mir: „Nur Mut, es ist nicht mehr weit.“ Aber es ging einfach nicht. Man ist völlig machtlos und die Panik machte sich immer breiter. Meine Familie hat auf den

Ausblick verzichtet und nach einer Weile sind wir wieder langsam abwärts zur Seilbahn -Bergstation gelaufen. Da ging es mir dann fast schlagartig besser, weil ich mich wieder sicherer fühlte. Inzwischen, nach mehr als 25 Jahren, waren wir im letzten Jahr wieder in Schönau am Königssee und unser Hotel war nur wenige hundert Meter von der Jenner-Seilbahn entfernt, die erst vierzehn Tage zuvor, jetzt mit großen Gondeln, als moderne Anlage eingeweiht worden ist. Ich hatte nach dem Beklopfen meiner Höhenangst schon lange den Wunsch, irgendwann einmal das damals Versäumte nachzuholen und jetzt war es soweit. Das Seilbahnfahren machte Spaß und ich konnte es wirklich genießen, der Weg nach oben war noch genauso mit steil abfallendem Hang, doch ich konnte ihn fast ohne Probleme gehen und erfreute mich an der wunderbaren Aussicht mit Blick auf Watzmann und Königssee. Ja, ich habe hier das Klopfen nochmal heimlich angewandt, anscheinend hatte ich noch nicht alles bearbeitet. Wir stiegen sogar noch bis zum Gipfel hoch. Zugegeben, wegen der vielen Menschen, die sich dort auf engem Territorium befanden und sich auch manchmal leichtsinnig verhielten, setzte ich mich einfach auf einen großen Felsbrocken und wartete, bis mein Mann vom drei Meter Luftlinie entfernten Gipfelkreuz wieder zurückkam. Ohne die vielen Leute wäre ich auch dahin geklettert. Leider konnte ich so den Ausblick nach Osten nicht sehen, was ich schade fand. Es war trotzdem ein erhebendes Gefühl, endlich dort oben zu sein. Ich hätte mir vor dem Klopfen nie träumen lassen, dass es irgendwann mal Wirklichkeit werden würde… Danach gingen wir den Weg wieder zurück nach unten in Richtung Bergstation. Am Rand des Weges saß, wahrscheinlich an der gleichen Stelle wie ich damals, ein Teenie und kämpfte mit seiner Höhenangst. Die ganze Familie redete lautstark ermutigend auf das Mädchen ein. Ich hatte sofort wieder meine Situation von damals vor Augen und hätte gern mit dem Klopfen geholfen, doch die äußeren Umstände hielten mich irgendwie davon ab. Schade, dass ich den Mut noch nicht aufgebracht habe. Auf dem Rückweg liefen wir, von der Bergstation aus, den steilen Hang an der Rückseite des Berges auf schmalen Serpentinen hinunter. Auch das wäre mir früher nicht möglich gewesen. Ich gebe zu, ich gehe trotzdem mit Walkingstöcken, weil ich mich da einfach sicherer fühle und das Laufen einfacher ist... Es ist einfach nur schön, was ich jetzt alles erleben darf.

4- Mein großer Wunsch

Zu Beginn meiner Klopferfahrungen wollte ich sehr gerne Menschen mit dieser genialen Methode helfen, ihre Ängste zu verlieren, weil es doch so einfach ist, aber in meinem Umfeld war die Zeit noch nicht reif dafür. Ich habe mir inzwischen alle möglichen Ängste mit MET weggeklopft und kann mir nicht mehr vorstellen, mit Ängsten leben zu müssen. Wenn doch mal wieder eine neue Angst auftaucht, davor ist man ja nicht gefeit, wende ich sofort das Klopfen an und schon geht es mir wieder gut. Es gibt viele Situationen, in denen man klopfen kann und sollte. Besonders für Ärger im Alltag ist diese Klopftechnik sehr hilfreich. Probieren Sie es einfach aus, denn es gibt keine Nebenwirkungen, aber negative Gefühle und falsche Glaubenssätze werden aufgelöst und gute Glaubenssätze werden dadurch verstärkt. Bei größeren Problemen ist es ratsamer, man wendet sich an einen dafür ausgebildeten Coach. Ich möchte hier nur meine persönlichen Erfahrungen teilen, denn ich bin weder Ärztin noch Psychotherapeutin. Es gibt noch viel, viel mehr Anwendungsgebiete für MET, doch das würde hier zu weit führen, denn der Sinn meines Buches ist nur, Sie mit der einfachen Handhabung der Klopftechnik bekannt zu machen. Es gibt viel an weiterführender Literatur und auch Videos darüber. Ich möchte mit meiner kleinen Lektüre nur auf diese grandiose Heilmethode hinweisen, neugierig darauf machen und Ihnen die Grundlagen dafür mitgeben. Was Sie daraus machen, ist Ihre Entscheidung, denn jeder Mensch hat seinen freien Willen. Doch Sie lesen nicht zufällig dieses Buch...

5- Angst, auf dem Motorrad mitzufahren

2009 fuhren wir mit einer Biker-Truppe und ausgeliehenem Motorrad in den Harz. Mein Mann hatte nach ewig langer Zeit wieder Gefallen daran gefunden und wurde durch gewisse Umstände motiviert, es wieder mit dem Motorradfahren zu versuchen und ich - musste mit...! Ich bin als Jugendliche immer mal auf einem Moped mitgefahren und bin auch selbst in der DDR ab und zu mit einer „Schwalbe" herumgefahren, nachdem ich mit fünfzehn Jahren meinen Moped-Führerschein gemacht hatte. Damals war ich noch mutig. Bei der ersten Probefahrt auf dem Motorrad, welches wir uns für die Tour ausleihen wollten, habe ich schon einige Ängste ausgestanden, mir war selbst beim langsamen Fahren komisch zumute und die Frage tauchte in mir auf, wie ich es vier volle Tage schaffen soll, das durchzuhalten! Ich konnte doch nicht kneifen und meinem Mann dadurch die Freude verderben! Hier kam das Klopfen wieder ins Spiel, welches ich im Jahr zuvor glücklicherweise kennengelernt hatte. Ich beklopfte mich im Vorfeld der Motorradtour schon allgemein vor der Angst, auf dem Motorrad mitzufahren, so dass wir wenigstens erst mal losfahren konnten. Das ging dann auch. Bei der Ausfahrt wurde es wieder schlimmer. Ich konnte mich, mit dem Rucksack auf meinem Rücken, einzig und allein an meinem Mann festhalten. Es gab weder Halterungen noch ein Top-Case am Motorrad. Wegen der hohen Geschwindigkeit hatte ich Angst, herunter zu fallen und besonders schlimm war die Angst in den Kurven. Hier dachte ich damals wiederum, „Jetzt kippen wir gleich um“, weil wir so langsam sind. Mein Mann fuhr eben sehr vorsichtig... Da kam mir das Klopfen erneut zu Hilfe. Obwohl ich mit Voll-Helm und Handschuhen nicht viel ausrichten konnte, wusste ich doch, es geht auch, wenn ich es in Gedanken mache, also nur mental. Das habe ich dann auch häufig in für mich brenzlig anmutenden Situationen getan. In meiner Verzweiflung ging ich, der Reihenfolge nach, alle Schritte in Gedanken durch und stellte mir vor, wie ich alle Akupunkturpunkte mit meinen Fingerspitzen und der Kraft meiner Gedanken beklopfte. Mir ging es danach viel besser. Natürlich halfen mir auch Gespräche mit anderen Biker-Frauen sowie deren Männern über Technik und Fahrweisen. Heute habe ich überhaupt keine Angst mehr, auf dem Motorrad mitzufahren, ich habe sogar Freude daran und genieße es, mir den Wind um die Nase wehen zu lassen. Es ist ein kleines Stückchen Freiheit. Wir machten inzwischen fast jedes Jahr viertägige Ausfahrten mit. Allerdings habe ich auch Vertrauen zu meinem Mann, wenn er fährt und als kleines Ritual wünschen wir uns zu Beginn immer eine „Gute Fahrt." Als Krönung des Ganzen haben wir uns vor zwei Jahren beim Urlaub in den Alpen ein sportliches, nagelneues Motorrad ausgeliehen und sind auf einer Tagestour den Pass über das Timmelsjoch (2474 m Höhe) bis Südtirol und dieselbe Strecke wieder zurückgefahren. Es war herrlich und ein erhebendes Gefühl, alles einfach nur genießen zu können! Ich hatte hier weder Höhenangst noch Angst vor dem Mitfahren auf einem fremden, sehr sportlichen Motorrad und die Angst vor unbekanntem Gebiet war ebenfalls nicht mehr da. Mehr Beweis geht nicht, oder?

6- Angst vorm Durchfahren eines Tunnels

Wir fahren schon viele Jahre im Sommer in die Alpen nach Österreich. Die Landschaft ist wunderschön und wir lieben sie. Allerdings gibt es in den Bergen viele Tunnel. Jedes Mal, wenn wir durch einen Tunnel fuhren, hatte ich Angst, dort drin könnte das Schlimmste passieren wie zum Beispiel ein Autobrand oder ein Unfall (das Fernsehen lässt grüßen) und wir kommen nicht mehr heraus. Dazu noch diese schlechte Abgasluft, bei der man vielleicht noch Atemprobleme bekommen kann. Es war jedes Mal eine Qual für mich und ich war froh, wenn das Licht am Ende des Tunnels zum Vorschein kam. Durch das Buch „Klopfen Sie sich frei" konnte ich mich aus dieser Not befreien, denn ich hatte nun das geeignete „Handwerkszeug" dafür (im wahrsten Sinne des Wortes) dabei.

Wir fuhren einmal an einen Berg-Stausee, um uns wieder mit der Familie meiner Cousine zu treffen. Auf dem Weg dorthin mussten wir durch einen langen, engen, in den Fels gehauenen Tunnel fahren. Schon bei der Ankündigung des Tunnels auf einigen Schildern wurde mir ganz mulmig zumute. Die Angst vor dem Tunnel und die Angst vor dem Unbekannten dahinter, weil der Tunnel auch noch bergauf ging, machten sich langsam breit. Jetzt setzte ich im Auto das Klopfen ganz bewusst ein und ich konnte mich entspannen. Auf der Rückfahrt sah ich mir den Tunnel sogar ganz genau an und staunte darüber, was Menschen so alles möglich machen können. Das hier war nämlich noch kein moderner Tunnel mit Belüftung oder guter Beleuchtung, sondern er kam mir vor wie aus einer fernen, vergangenen Zeit. Wieder freute ich mich, eine Angst weniger zu haben. Seitdem macht es mir nichts mehr aus, durch Tunnel mitzufahren, auch wenn der Verstand manchmal Einwände hat. Doch emotional löst es keine körperlichen Symptome mehr bei mir aus.

7- Angst vor dem Fahrstuhlfahren

Das Klopfen löste auch meine Angst vorm Fahrstuhlfahren auf. Ich bin nie gern damit gefahren, weil früher die großen Fahrstühle im Krankenhaus immer mal stecken geblieben sind, zum Glück nicht bei mir. Trotzdem bin ich auch sonst lieber gelaufen, als mich in eine normale, enge Fahrstuhlkabine zu zwängen, weil auch da wieder die Angst vor engen Räumen sowie das Ausgeliefertsein an etwas, worauf ich keinen Einfluss hatte, eine Rolle gespielt hat. Wir sind früher mal mit einem Spezialbus auf den Kehlstein in den deutschen Alpen gefahren, was wegen meiner damaligen Höhenangst an sich schon ein Abenteuer war, denn ich brauchte über eine Stunde Anlauf, um überhaupt dort mit hochzufahren. Dann stand da noch die Fahrt mit dem goldenen Fahrstuhl mitten im Berg nach oben an. Obwohl der Fahrstuhlinnenraum viele Spiegel hatte, die ihn optisch größer erschienen ließen, war es für mich kein Genuss, außerdem fuhren sehr viele Leute damit hoch und runter, was mich ebenfalls ängstigte. Als wir endlich oben angekommen waren, liefen wir auch zum Aussichtspunkt. Ich richtete meinen Blick immer nach unten, weil mir der Gipfel dort oben so schmal erschien und mir wegen meiner Höhenangst schwindlig wurde. Nach einem kurzen Ausblick auf die schöne Landschaft fuhren wir erst mit dem Fahrstuhl und dann noch mit dem Spezialbus wieder hinunter. Das war noch einmal eine große Herausforderung für mich, auch wenn mein Mann versucht hat, mich zu unterstützen. Unten ging es mir dann wieder besser. Mittlerweile kann ich ohne Probleme mit dem Fahrstuhl fahren, doch die Gedanken ans „darin gefangen" sein blende ich bewusst aus. Wie hat Jesus so schön gesagt: „Dir geschehe nach Deinem Glauben." Dieser Spruch aus der Bibel klingt ein bisschen so, wie es im Gesetz der Anziehung beschrieben wird. Dort heißt es im Allgemeinen: „Das, worauf Du Deinen Fokus richtest, ziehst Du in Dein Leben, egal ob positiv oder negativ.

Es kommt auf Deine Gedanken an.“ Also denke ich mal lieber an die positiven Sachen…

8- Angst vor Hunden

In den drei verschiedenen Urlaubsaufenthalten mit meiner Cousine und ihrem Mann hatten sie im Laufe der vielen Jahre jedes Mal einen anderen Hund mit. Die schwänzelten natürlich immer um uns herum und mir war nie wohl dabei, obwohl ich versuchte, meine Angst nicht zu zeigen. Doch die Tiere spüren das, heißt es immer. Auch auf der Straße machte ich um jeden Hund einen großen Bogen. Nachdem ich meine Angst vor Hunden beklopft hatte, konnte ich sogar mit dem zweiten ihrer Hunde, nur ein paar Zentimeter entfernt voneinander, an einem engen Platz vor der Senner-Hütte sitzen und mich entspannt mit den Anderen unterhalten. Dort habe ich selber über mich gestaunt. Ob das auch so gewesen wäre, wenn ich gewusst hätte, dass dieser Hund später einmal sein Frauchen aggressiv angreift, weiß ich nicht... Obwohl ich keine richtige Angst mehr vor Hunden habe, begegne ich ihnen dennoch mit Respekt. Vielleicht habe ich ja auch noch nicht alle Aspekte dahingehend beklopft? Vielleicht sollte ich noch die Angst, dass sie mich beißen oder die Angst, dass sie mich anspringen oder den Ekel vor ihrer sabbernden Schnauze beklopfen? Ich müsste es mal versuchen...

9- Klopferfolge bei Anderen

Am Anfang habe ich die wenigen, dafür offenen Menschen immer noch selber beklopft, das hat sich zum Glück gewandelt. Nun kann das jeder für sich selbst machen und ist seines Glückes Schmied…

Einer Sportfreundin habe ich durch das Klopfen einen Teil ihrer Höhenangst nehmen können. Sie konnte bei der Besichtigung eines Riesen-Baggers im Tagebau die Stufen hochgehen, bei denen man durchgucken kann, was ihrer späteren Aussage nach sonst wohl eher nicht gegangen wäre. Allerdings war ihr trotzdem noch mulmig zumute. Da hätte man wahrscheinlich nochmal gegen die Restangst oder etwas Anderes klopfen müssen, denn man muss das genaue Thema benennen können und sich hineinfühlen, um es aufzulösen.

Eine befreundete Nachbarin, die nach einem Sturz auf den Kopf nichts mehr riechen konnte, nahm nach Jahren durch das Klopfen mit Freude wieder Zigarettenrauch wahr und sie war glücklich damit, überhaupt etwas riechen zu können, auch wenn sie Nichtraucherin ist. Ich hätte mich nicht über Zigarettenrauch gefreut. Dann ließ sie sich nicht mehr beklopfen, ich glaube, sie war damit überfordert oder es war ihr unheimlich zumute.

Eine andere Freundin von mir hatte in einer Krisensituation Angst davor, die auf Arbeit gestellten Anforderungen nicht mehr zu schaffen. Nach langer Überzeugungsarbeit beklopften wir diese Angst bei ihr und es war später nie wieder ein Thema bei uns, weil es ihr viel besser ging.

Eine meiner Kur-Freundinnen, mit der ich zusammen viel unternommen habe und die in meinen Augen die Ängstlichkeit in Person war, obwohl man es ihr nicht anmerkte, wurde durch das Klopfen von ihrer Angst vor engen Räumen teilweise befreit. Wir haben zusammen noch ein paar andere einzelne Ängste nach der älteren Methode beklopft, nachdem sie sich darauf einlassen konnte. Der erste Erfolg war, dass sie nachts das Licht und später auch den Fernseher ausmachen konnte, was vorher wegen Angst vor der

Dunkelheit gar nicht möglich war. Außerdem kann sie nun endlich ohne Probleme den Verbindungsgang in ein paar Metern Höhe zwischen zwei Häusern entlang gehen und die Treppe, an der sie nur mit Festhalten an der Wandseite langsam hinauf und herunter gehen konnte, macht ihr auch keine Probleme mehr. Sie ging nach dem Klopfen sogar freihändig an der Innenseite der Treppe hinunter, mit freiem Blick in die Tiefe. Davon war sie selber sehr überrascht und wir freuten uns beide darüber.

Wir machten dort einen Sonntagsausflug und sie konnte nach dem Beklopfen ihrer Höhenangst bis auf einen Meter an die Mauer einer Burganlage herantreten und den Blick auf die Stadt genießen, was ihr beim ersten Besuch drei Wochen vorher mit einer anderen Freundin nicht gelang. Damals war sie in der Mitte des Platzes stehengeblieben, erzählte sie mir. Auch bei einem anderen Spaziergang mit mir (vor dem Beklopfen) zu einer kleinen Festung im Nachbarort, mit einem Ausblick nur wenige Meter nach unten, blieb sie in der Mitte der Anlage wie angewurzelt stehen und ließ sich von mir zu nichts überreden. Während unseres gemeinsamen Walkens fiel mir auf, dass sie sehr nahe am Wegesrand lief, obwohl dort ein kleiner Teich war. Das hätte sie früher nicht gemacht, denn sie lief immer in der Mitte eines Weges, hatte sie mir erzählt. Auf einer kleinen Brücke aus Holz trafen wir eine Bekannte, blieben direkt auf der Brücke stehen und unterhielten uns dort mit ihr. Später meinte meine Freundin, das hätte sie sonst auch nie gekonnt… Als wir später wieder zu Hause waren, verriet sie mir stolz am Telefon, sie hätte es kürzlich ohne Angst auf die enge Toilette im Zug geschafft, während sie bei der Kur die WC-Tür nicht mal zumachen konnte und ich davor „Wache" gehalten habe. Als wir uns im letzten Jahr für einen Tag während unseres Alpenurlaubes mit ihr trafen, gingen wir beide einen kleinen Serpentinenweg zur Kapelle hinauf. Dort kam wieder eine Angst bei ihr hoch. Als erste Hilfe setzte ich das Klopfen nach der neuen, kurzen Methode ein, welche ich mittlerweile bei YouTube gefunden hatte. Sie machte es unter meiner Anleitung und es ging ihr dann wieder besser. Wir liefen den Weg schnell zurück, weil ein Gewitter aufkam. Davor habe nun wiederum ich noch immer Respekt, obwohl ich es faszinierend finde. Doch panische Angst habe ich durch das Klopfen schon lange nicht mehr. MET kann das Leben doch schon sehr verbessern!

10- Aufregung vor einer Reise

Eine gute Nachricht für alle, die mit einem Reizdarm zu tun haben: Man kann sich auch den Drang, dringend auf Toilette zu müssen, wenn gerade keine zur Verfügung steht, wegklopfen. Das habe ich mal auf einer vierstündigen Busfahrt, vom Gardasee aus nach Venedig, ohne Toilette im Bus erfolgreich hinbekommen, worüber ich sehr erleichtert war. Die Fahrt ging früh am Morgen los und irgendwann wollte mein Körper sein Recht haben, doch es gab nirgends eine Möglichkeit. Mir ging es plötzlich sehr schlecht und ich wusste nicht, was ich machen sollte. Da fiel mir zum Glück das Klopfen ein. Mit aller Inbrunst versuchte ich, so unauffällig wie möglich diesen Drang zu beklopfen, ohne Hoffnung, dass es helfen würde, bis ich nach ein paar Minuten bemerkte, dass er weg war und nichts passiert ist... Darüber wollte ich erst gar nicht berichten, weil mir das peinlich ist. Aber davon können andere eigentlich nur profitieren, deshalb erwähne ich es mal so nebenbei. Auch heute wende ich das Klopfen noch manchmal dafür an, falls die Umstände mich dazu zwingen... Bevor es in den Urlaub geht, schlägt die Aufregung bei manchen auf den Darm, aber auch hier kann das leichte Beklopfen der Akupunkturpunkte mit dem entsprechenden Klopfsatz helfen. Beim Anwenden der Klopftechnik vor dem Fahren auf der Autobahn oder dem Flug zu ferneren Urlaubszielen fühle ich mich gleich viel besser, das heißt, ich kann meine Reise viel entspannter antreten und die Aufregung ist weg.

11- Angst vorm Fliegen

Ich hatte auch Angst vorm Fliegen wegen des Flugzeugabsturzes in meiner Kindheit vor unserem Haus. Doch weil es meinem Mann ähnlich erging, zumindest wollte er nie mit dem Flugzeug verreisen, blieben diese Ängste erst einmal im Hintergrund, obwohl ich deswegen schon viele komische, angstbasierte Träume hatte. Stattdessen beklopfte ich nach meinen persönlichen anderen Erfolgen meinen Bruder gegen Flugangst. Auch er hatte, wie ich damals, als Kind den Absturz einer kleinen Militärmaschine vor unserem Alt-Neubaublock miterlebt, also das ganze Drumherum. Die Flugangst hatte er nach dem Klopfen dann trotzdem noch, wie er sich nach dem Urlaub beschwerte. Heute ist mir klar, warum. Man muss die Angst genau bezeichnen und in dem dazugehörigen Gefühl sein, um die Angst während des Klopfens aufzulösen. War es die Angst vor dem Abstürzen, Angst vorm Sterben oder Angst vor einem Terroranschlag? War es die Angst vor der

Enge im Flugzeug oder dem hilflosen Ausgeliefertsein an andere Personen? War es die Angst vor Übelkeit und Schwindel oder vor der großen Höhe? War es die Ungewissheit, wie der Flug ausgeht oder die Angst vor Turbulenzen? Habe ich Angst, mich im Flugzeug mit Krankheitserregern anzustecken? Das muss man meiner jetzigen Erfahrung nach vor dem Beklopfen genau differenzieren und so genau wie möglich benennen!

Ich sollte meine Nachbarin, die das Klopfen vor einigen Jahren schon mal mitgemacht hatte, zwei Wochen vor ihrem Flug gegen Flugangst beklopfen, was wir dann auch noch mit der älteren Version der MET gemacht haben. Dieses Mal ging ich ganz genau vor. Sie verspürte dann im Vorfeld keine Aufregung mehr, meinte aber skeptisch, sie kann erst nach dem Flug sagen, ob es geholfen hat. Sie schrieb mir aus dem Urlaub eine Nachricht, dass sie den Flug genießen konnte. Ich freute mich für sie. Was so ein bisschen Klopfen doch für eine Macht haben kann!

Ich hatte auch schon immer Angst, wenn ein Flugzeug beim Start und Landeanflug ziemlich niedrig genau über meinen Arbeitsplatz im Krankenhaus geflogen ist. Es ist dummerweise die Einflugschneise. Auch diese Angst besteht bei mir glücklicherweise nicht mehr und es ist faszinierend, die Kolosse so nah von unten zu sehen, wenn ich zufällig mal hinausschaue, weil gerade eine Maschine lautstark über das Gebäude hinweg fliegt.

Zu einem runden Geburtstag bekam ich Geld für eine Flugreise nach Rom geschenkt, die ich mir gewünscht hatte, damit wir endlich unsere Angst besiegen können und auch endlich einmal fliegen. Mein Schwager mit seiner Familie organisierte alles, inklusive „betreutem Fliegen“, was uns auch noch ein wenig zusätzliche Sicherheit gab, denn sie unternahmen die Reise mit uns zusammen. Ich beklopfte bei meinem Mann und mir die Angst vor dem Abstürzen, dem Ausgeliefertsein und der Enge im Flugzeug. Inzwischen sind wir schon mehrmals geflogen und haben keine Angst mehr davor. Es ist nach wie vor ein Erlebnis für mich und ich erfreue mich immer wieder an dem Ausblick aus „höherer Sicht“. Endlich konnte auch ich als Alpenliebhaber mal die Alpen von oben sehen, was für mich ein besonders tolles Erlebnis war. Da bei unserem letzten Rückflug von Mallorca die Maschine nicht so voll war, konnte ich zwischen den Sitzreihen auf beiden Seiten hin- und hergehen, um die schöne Landschaft zu fotografieren.

12- Angst, vor anderen Menschen zu reden

Früher war ich ziemlich schüchtern und zurückhaltend mit meiner Meinungsäußerung, doch jetzt komme ich dank MET auch mal zu Wort, weil ich mich traue, etwas vor anderen zu sagen. Im Kreis von einigen an alternativen Heilweisen interessierten und ausgebildeten Frauen durfte ich mal einen Vortrag über das Klopfen nach der älteren Version halten, einfach nur zum Kennenlernen der Methode. Ich hatte mich gut vorbereitet, doch trotzdem war mir unwohl vor Aufregung. Deshalb habe ich mich kurz davor im Auto erst einmal selber gegen die verschiedenen Aspekte der Angst und Aufregung, einen Vortrag zu halten, beklopft. Es hat gut geholfen, denn ich blieb ruhig und alles lief gut. Die beiden Frauen, die sich als Versuchspersonen zur Verfügung gestellt hatten, teilten mir nach zwei bzw. vier Wochen mit, dass ihre „beklopften" Probleme immer noch verschwunden, also einfach weg wären und sie das zuerst gar nicht glauben konnten.

13- Angst, die Augen geschlossen zu halten

Als ich vor kurzer Zeit zur Kosmetikbehandlung war, ließ ich mir wie immer meine Wimpern färben. Draußen läutete die Türklingel fortwährend, aber die Kosmetikerin wusste, dass sie bei mir bleiben muss, falls ich wieder unruhig werde. Durch das Klingeln an der Tür wurden meine geschlossenen Augenlider, mit schwarzer Farbe auf den Wimpern, immer zittriger und es hörte gar nicht mehr auf. Am liebsten hätte ich sie geöffnet, denn auch mein Herz schlug bis zum Hals vor Aufregung. Schließlich wollte ich nicht, dass das Geschäft meiner Kosmetikerin inzwischen durch Diebe leergeräumt wird. Sie meinte, es wäre nur der Postbote, was mich aber nicht beruhigte. Wenn ich die Augen geöffnet hätte, wäre mir die Farbe hineingelaufen, alles wäre schwarz und verschmiert drum herum und die Augen würden brennen. Das konnte ich nicht riskieren, deshalb fing ich an, meine Angstpunkte, also die beiden

Nierenpunkte unterhalb der Schlüsselbeingelenke zu beklopfen, bis diese Unruhe vielleicht so nach 2-3 Minuten verschwunden war. Dabei dachte ich an den Satz: Meine Angst, die Augen jetzt zu öffnen mit all seinen Folgen... Vielleicht dachte ich auch noch daran, Schuld zu sein am Leerräumen des Geschäftes, denn mir gingen viele Gedanken durch den Kopf, während ich aufgeregt klopfte. Den Rest der Zeit danach konnte ich ohne Probleme ruhig liegen bleiben. Einen Monat später war ich wieder zum Wimpernfärben dort. Es war alles in Ordnung und ich hörte mir in aller Ruhe die Entspannungsmusik an. Ich hatte nicht einen Augenblick lang eine Beklemmung oder Angst, dass mir die Farbe in die Augen laufen könnte, falls ich die Augen bei einer eventuell auftretenden Panik nicht geschlossen halten kann. Diese kam natürlich nicht! Das war ein toller Klopferfolg, so etwas hatte ich nicht erwartet. Also hatte ich den richtigen Behandlungssatz ausgewählt oder er ist beim Klopfen erst entstanden...

14- Nichtraucher durch Klopfen?

Man kann mit MET auch zum Nichtraucher werden, es dient meiner bisherigen Erfahrung nach aber eher als Hilfestellung, wenn man wirklich den Wunsch dazu hat. Bei meinem Mann hat es insofern geholfen, seinen Zigaretten-Konsum von 600 Stück im Monat auf 8 im Monat herunterzuschrauben. Wir haben auch einmalig nur drei Sätze geklopft und er wollte sowieso noch nicht ganz aufhören. Vielleicht war das auch zu wenig und zu ungenau. Er hat immerhin schon mehr als ein Jahr gut durchgehalten, eben als Gelegenheitsraucher... Auch bei einer guten Bekannten klopften wir gegen das Rauchen. Anfangs war ihr nicht mehr nach Rauchen zumute, doch sie hat später weiter geraucht. Wahrscheinlich hatten wir nicht den richtigen Klopfsatz gefunden, ich bin eben kein Therapeut und es war auch noch vor dem Seminar mit Rainer Franke, der MET entwickelt hat. Mit der richtigen Anleitung durch einen Therapeuten ist es mit sehr hoher Wahrscheinlichkeit möglich,

Nichtraucher zu werden, denn auch hier spielen viele verdrängte Gefühle eine große Rolle.

15- Angst wegen der Pandemie

Als ich an einem Freitag Mitte März in diesem Jahr seit langer Zeit mal wieder den Fernseher wegen der „C"-Krise anschaltete, um mich über die Lage zu informieren, wurde ich regelrecht von schlechten Nachrichten sowie Angst- und Panikmache überrannt. Ich sah meinen ganzen freien Tag fern und auch mich erfasste diese Welle der Unsicherheit und Angst. Als dann die Kanzlerin am Abend noch das Schließen der Grenzen ankündigte, wurde mir ganz anders zumute. Ich hatte nicht direkt Angst vor dem „C"-Virus, sondern eher vor der Hysterie deswegen und den globalen Auswirkungen. Da fiel mir das Klopfen wieder ein und ich tat es in Bezug auf diese Themen. Ich habe jetzt keine Angst mehr deshalb. Es kommt, wie es kommt. Dass dann noch viel drastischere Maßnahmen in der folgenden Woche umgesetzt wurden, machte mich zwar besorgt, aber ich hatte keine Emotionen wie Angst oder Ärger mehr dazu. Ich kann klar denken und mir geht es emotional gut. Das soll nicht heißen, dass mir das Schicksal anderer Menschen egal ist! Auch deshalb ist dieses Buch entstanden, um auf kleinerer Ebene zu helfen. Man kann mit der Klopftherapie, wie es jetzt genannt wird, weil es wunderbar hilft, auch seine Existenzängste, finanzielle Sorgen und Ängste zu allen anderen besorgniserregenden Lebensumständen wegklopfen. Außerdem kann man seine Wut oder seinen Ärger über diese Situation auflösen und gelassener damit umgehen. Man fühlt sich dadurch viel besser und gibt Krankheiten, die durch unterdrückte Gefühle entstehen können, keinen Nährboden mehr.

16- Klopfen in der Psychosomatik

Inzwischen arbeite ich auf einer psychosomatischen Station. Obwohl ich von der Wirkung der MET voll überzeugt bin, ist es mir noch nicht gelungen, diese dort offiziell einzubringen. Allerdings habe ich in Notfallsituationen der jungen Patienten ab und zu mal in meine Trickkiste gegriffen, um die Situation zu entspannen. In einem Gespräch mit einer jungen Psychotherapeutin in Ausbildung habe ich dieser mal nebenbei MET vorgestellt, in der Hoffnung, dass sie es vielleicht später für ihre Patienten nutzen kann. Es kam eine Psychotherapeutin der Station hinzu und ich sagte aus der Situation heraus mutig und spontan: „Wenn ich hier was zu sagen hätte, würde ich alle Angstpatienten erstmal beklopfen, aber das darf ich ja nicht…“ Sie schaute mich ungläubig an und meinte, das Klopfen auf den Brustkorb würde es auch in der Psychotherapie geben, natürlich könnte ich das Klopfen in Notsituationen anwenden. Da hatte ich nun mein Okay. Allerdings wusste der Stationsarzt, der von Energieheilweisen nichts hält, noch nichts davon. Er erfuhr es später mal bei einer Intervision im Team zum Thema Grenzüberschreitung. Weil ich daraufhin angesprochen wurde, erzählte ich von einigen Fällen, bei denen ich das Klopfen eingesetzt hatte und bot an, einen Vortrag über MET zu halten, doch das blieb erstmal im Raum so stehen. Ich würde ihm auch mal mein Klopfbuch zum Lesen geben. Er meinte lächelnd, lesen würde er es bestimmt nicht, aber mal überfliegen... Seitdem haben wir nicht wieder über das Thema geredet, denn die passende Situation war noch nicht da. Vielleicht befinde ich mich im Krankenhaus in einer rechtlichen Grauzone, doch wenn ich eine Technik an der Hand habe, die den Patienten helfen könnte, ihre Ängste zu verringern, kann ich mich nicht stattdessen nur auf Gespräche einlassen, die oft unzufriedenstellend für alle sind und möglicherweise mit Medikamentengabe enden, die vom Arzt für den Bedarfsfall zur Beruhigung des Patienten angeordnet wurden. So etwas geschieht aber nur in Absprache mit dem Dienstarzt. Ich finde, mit dem Einverständnis des Patienten und nach Einschätzung der Situation kann man doch erst mal den anderen Weg ausprobieren. Ich werde weiterhin versuchen, mein Wissen und meine Erfahrungen mit MET weiterzugeben, denn steter Tropfen höhlt den Stein.

17- Einige Situationen, in denen MET geholfen hat

Ein sechzehnjähriger Jugendlicher kam im Nachtdienst zu mir und wollte ein Mittel zur Beruhigung haben. Ich fragte ihn nach dem Grund. Er hatte verschiedene Ängste und zitterte. Um ihn zu beruhigen, erzählte ich von mir und dem Klopfen und ließ ihm die Wahl, ob wir es erst mal damit versuchen wollten oder ob er mit dem diensthabenden Arzt wegen des Medikamentes sprechen wolle. Er stimmte dem Klopfen zu und wir beklopften drei seiner Ängste. Obwohl er auf der Skala von 1-10 seine Angst nur von 9,8 auf 9,25 runterbringen konnte (er war sehr penibel), bemerkte er selber, dass er nicht mehr zitterte. Er schrieb noch seine Gedanken auf und ging dann ohne Beruhigungstablette ins Bett, weil er sie auf Nachfrage meinerseits nicht mehr haben wollte. Am Ende der Therapie bat er mich von sich aus, ihm das Klopfen beizubringen, was ich gerne tat.

Ein zwölfjähriges Mädchen bat mich vor der Nachtruhe um einen Rat, ob ich nicht etwas hätte, was ihr die Aufregung und Angst vor dem ersten Schulbesuch während der Therapiezeit nehmen könnte. Ich bot ihr das Klopfen an und sie machte gut mit. Zwei Tage später fragte ich sie, wie es denn in der Schule war. Es wäre alles gut gewesen, die Aufregung am Abend vorher war weg und sie bräuchte das Klopfen jetzt nicht mehr...

Eine fast erwachsene Jugendliche hatte auch viele Ängste, war aber abends aus irgendeinem Grund sehr verärgert. Im Gespräch darüber kamen wir auf das Thema Klopfen. Sie ließ sich darauf ein und wir beklopften den Ärger mit der kurzen Variante. Sie war erstaunt darüber, dass es ihr danach so gut ging und sie keine Emotion mehr zu dem Thema hatte.

Einer anderen fast Achtzehnjährigen, die in einer emotionalen Krise Beruhigungsmittel ablehnte und trotz Arztgespräch sofort und auch noch nachts die

Therapie abbrechen wollte, zeigte ich nach längerem Gespräch, als ich mit ihr allein war, die Möglichkeit des Klopfens auf. Sie ging nur unter der Bedingung ins Zimmer, die ganze Nacht am Tisch sitzen zu bleiben, weil sie nicht in ein Bett gehen könne aus nachvollziehbaren Gründen, die der Schweigepflicht unterliegen. Als ich nach einiger Zeit besorgt nach ihr schaute, wunderte ich mich darüber, dass sie nun doch im Bett lag. Ich erkundigte mich nach ihrem Befinden und falls was wäre, könnte sie klingeln. Provokativ sagte ich noch: „Oder klopfen…“ Verblüfft hörte ich, sie hätte es schon gemacht und es wäre okay… Die Dienstärztin war total erstaunt, dass dieses Mädchen keine Schwierigkeiten mehr gemacht hat, obwohl es erst noch danach aussah. Ich meinte nur, dass ich mal in meine Trickkiste gegriffen hätte und erwähnte das Klopfen. Aber das wurde irgendwie ignoriert. Trotzdem hat es meiner Meinung nach in dieser Situation geholfen. Wäre das Mädchen sonst auch ins Bett gegangen, wenn sie das Klopfen nicht gemacht hätte?

Einem dreizehnjährigen Mädchen, das plötzlich nicht mehr sprechen konnte, sollte früh Blut abgenommen werden. Als ich sie dafür ins Behandlungszimmer holen sollte, wusste sie leider noch nichts davon und reagierte panisch, weil sie mal etwas Schlechtes dabei erlebt hatte. Die beiden jungen Ärztinnen versuchten erfolglos, sie dazu zu bringen, ihren Arm hinzuhalten. Ich sagte ihr, sie könnte sich doch die beiden Nierenpunkte, welches die Angstpunkte auf den Meridianen sind, leicht beklopfen und zeigte es ihr. Das tat sie dann die ganze Zeit und wurde zugänglicher und ruhiger, doch zur Blutabnahme kam es nach einer dreiviertel Stunde immer noch nicht, da hätte man noch anders agieren müssen und wir standen unter Zeitdruck. Doch in diesem Fall wusste ich nicht, wie weit ich im Krankenhaus gehen darf ...

Ein fünfzehnjähriger Junge hatte Probleme beim Einschlafen, weil er Angst hatte, nicht mehr aufzuwachen. Er klagte auch über Herzschmerzen und kam deshalb abends kurz vor der Nachtruhe zu mir. Nach kurzer Erklärung klopften wir diese Angst weg und ich durfte sogar die sonst offenstehende Zimmertür schließen, es wäre ihm jetzt egal... Eine Woche später fragte ich ihn bei einem Ausflug unter vier Augen, was denn seine Herzschmerzen machen. Die wären jetzt weg...

Ein sechzehnjähriges Mädchen hatte unter anderem Angst vorm Erbrechen. Als wir bei einem Ausflug in den Ferien mit der S-Bahn fuhren, wollte sie neben mir sitzen wegen diverser Ängste. Auch ihr erzählte ich leise von einigen meiner persönlichen Klopferfolge und zeigte ihr die neue Form des Klopfens, weil da weniger zu machen war und man sie unauffälliger anwenden konnte. Sie probierte es mit einigen Themen aus, aber angeblich würde es nicht helfen. Auf der Rückfahrt war sie müde, lehnte jedoch mein Angebot ab, die Augen zu schließen, während ich auf sie aufpasse. Erstaunt stellte ich fest, dass sie sich dann doch irgendwann darauf einließ und die Augen schloss. Ein paar Tage später kam ich zum Spätdienst und eine Kollegin erzählte, dass das Mädchen keine Angst mehr vorm Erbrechen hätte. Ich musste schmunzeln und erwiderte: „Soll ich Euch mal was sagen? Wir haben die Angst weggeklopft." Natürlich wurde diese Begründung allgemein belächelt und von einer gerade anwesenden Psychologin nicht ernst genommen. Es läge an der Zuwendung zu dem Mädchen, die Angst hätte sich nur verlagert auf etwas anderes wie zum Beispiel auf die Schule...

Dieses Mädchen und auch die anderen Patienten schienen mich später zu meiden, was ich zuerst darauf schob, dass ich grundsätzlich nicht so viel Kontakt zu ihnen hatte wie die Erzieherinnen. Diese sind hauptsächlich für die Patienten der Psychosomatik zuständig und wir als Schwestern dann nur nach deren Dienstschluss am Abend und nachts sowie für die pflegerischen Aspekte. Dass ich das Gefühl hatte, die Patienten, mit denen ich im

Notfall geklopft hatte, würden mir aus dem Weg gehen, erzählte ich auf dem Seminar mit Rainer Franke und er sagte dazu, dass dies bekannt ist und Apex-Reaktion heißt. Arthur Köstler hat durch Beobachtung dieses Verhaltens den Begriff „Apex-Problem“ für das Phänomen, dass ein tatsächlicher Erfolg einfach nicht anerkannt wird, geprägt. Die Patienten fühlen sich in der Schuld des Therapeuten, der keine Gegenleistung von ihnen verlangt hat und deshalb fühlen sie sich nicht gut. Sie versuchen dann krampfhaft, eine andere Erklärung für das plötzliche Verschwinden ihres Problems zu finden. Manche von ihnen vergessen sogar, dass sie überhaupt ein Problem hatten, weil es für sie nicht fassbar ist, dass es nicht mehr besteht und sie nicht an „Wunder“ glauben können. In ihrer Vorstellung ist ihnen diese Art der Heilung weder bekannt noch vertraut. Sie meiden dann den Therapeuten. Dieser Apex-Reaktion kann man vorbeugen, indem man immer einen Ausgleich schafft und wenigstens eine kleine Gegenleistung annimmt oder verlangt, war die

Antwort auf meine Frage. Nun ja, das ist im öffentlichen Dienst nicht erlaubt und dadurch ein bisschen schwierig... Vielleicht sollte es auch schon deshalb im Rahmen einer Therapie im Krankenhaus von Psychotherapeuten und Psychologen angeboten werden?

Es gibt, wie im Buch „MET-Klopftherapie in der Praxis – Handbuch für Therapeuten und Coaches" von Rainer und Regina Franke genau erläutert wurde, neben mehr als 8000 Fallbeispielen zur Wirkung von MET eine ganze Reihe von kontrollierten und unkontrollierten RCT-Studien zur Energetischen Psychologie (hauptsächlich in den USA ab 1987 und später weltweit). Diese Studien sind in der medizinischen Forschung der „Goldstandard", um bei einer eindeutigen Fragestellung eine eindeutige Aussage zu erhalten und die Beziehung zwischen Ursache und Wirkung zu belegen. Die Wirksamkeit bei der Stimulation von Akupunkturpunkten wurde nach wissenschaftlichen

Standards in allen Studien nachgewiesen, welche beispielsweise bei Phobien, Depressionen, generalisierter Angststörung, Prüfungsangst, Stress, psychologischen Symptomen, Gewichtskontrolle, aber auch bei Schmerzen und körperlichen Krankheiten sowie sogar zur Leistungssteigerung bei Sportlern durchgeführt wurden.

Gerade bei Depressionen spielen unterdrückte Gefühle wie Wut, Ärger, Zorn, Hass und Groll eine große Rolle, weil man irgendwann mal traumatisiert, dadurch energetisch blockiert wurde und der erste Ärger nicht aufgelöst, sondern nur unterdrückt wurde. Hier richten sich diese negativen Gefühle gegen den eigenen Körper, was man, aus der Gestalttherapie kommend, Retroflektion nennt. Das ist die Ursache jeder Erkrankung, besonders ausgeprägt bei Allergien, Autoimmunerkrankungen und die schlimmste Form der Retroflektion, aus der Depression heraus, ist der Suizid. Hier können MET-Therapeuten an diesen unterdrückten Gefühlen arbeiten, das heißt, sie herausfinden und mit der Klopftherapie auflösen. Das kann Schmerz, Trauer, aber auch Wut und Hass gegen nahestehende Personen hochholen, also einen Gefühlsmarathon auslösen, aber das Ergebnis ist innerer Frieden und durch den wieder freien Fluss der Energie kann der Gesundheitszustand deutlich verbessert werden. Und was vielleicht für Sie wichtig sein könnte: -die betreffenden Personen erfahren es nicht!

So langsam verbreitet sich anscheinend das Wissen über die Klopftherapie, stellte ich fest. Im Spätdienst erzählte mir ein neu auf der Station aufgenommenes Mädchen von seinen vielen Ängsten. Ich fragte nach und erwähnte dann mal wieder das Klopfen. Sie fragte mich: „Meinen Sie das hier?“ und klopfte auf ein paar Punkte, die bei MET Standard sind. Also kannte sie es schon, doch wir konnten das Thema leider wegen anderen Dingen, die in meinem Dienst erledigt werden mussten, nicht weiterführen. Nun weiß ich deshalb nicht, welche Erfahrungen sie damit hat, denn ich finde, solche Gelegenheiten, um Näheres über die Patienten von ihnen selbst zu erfahren, müssen sich ergeben und sollten nicht erzwungen werden, sofern man nicht der Bezugstherapeut ist. Auch ein anderes sechzehnjähriges Mädchen kannte das Klopfen auf Akupunkturpunkte schon durch eine Bekannte, setzte es jedoch nicht ein.

Leider kann man nicht allen damit helfen, wenn diejenigen nicht offen dafür sind und sich nicht auf so etwas mystisch Klingendes einlassen wollen. Manche Menschen können oder wollen auch ihre Symptome einfach nicht loslassen, weil sie, ob bewusst oder unbewusst, Vorteile für sich daraus ziehen, die sie mit dem Wegbleiben der Symptome dann nicht mehr hätten. Das ist für mich inzwischen bei den mitunter unschönen Lebensbedingungen der Kinder durchaus nachvollziehbar. Auch ich musste erstmal lernen, das zu akzeptieren. Ich kann die Welt zwar nicht retten, aber zum kleinen Weltverbesserer reicht es allemal…

18- Klopferfolge mit der vereinfachten Klopftechnik

Inzwischen war ich auf einem zweitägigen Seminar mit Rainer Franke und lernte die neuere Form der MET-Klopftherapie kennen. (Auf YouTube gibt es einiges an Videomaterial dazu.) Ich habe dort festgestellt, dass bei dieser Form der MET mehr Gefühle hochkommen, als ich es mir vorstellen konnte, denn ich hatte bei mir ja immer nur vordergründige, einzelne Ängste aufgelöst. Es ist intensiver und auch bei mir flossen, als ich am zweiten Seminartag dran war, noch ein paar Tränchen, während ich bezüglich meiner Eltern eine Angst beklopfte, dass ihnen etwas passiert sein könnte und währenddessen Sätze bildete und aussprach, bei denen ich mich hinterher gefragt habe, wo diese denn eigentlich herkamen... Das dauerte gefühlt fast eine halbe Stunde. Die bearbeitete Angst war dann aber weg, also aufgelöst und ich deutlich entspannter. Diese Angst vor schlechten

Nachrichten, wenn die Telefonnummer meiner Eltern zu sehen war, ist seitdem nie wieder aufgetreten, wenn das Telefon klingelte. In meinem Fall wurde aber noch eine andere Methode aus der Gestalttherapie, die Arbeit mit dem leeren Stuhl, eingesetzt, denn das Elternschonprogramm war bei mir recht hartnäckig. Rainer Franke erzählte uns etwas über das Elternschonprogramm. Das hatte ich vorher noch nie gehört. Dabei geht es um immer unterdrückte Ärger-Wut-Hass-Gefühle den Eltern gegenüber, die in der Kindheit nie ausgelebt werden durften, um die Liebe der Eltern nicht zu verlieren und die sich dann gegen einen selbst richten. Diese Gefühle sollten unbedingt aufgelöst werden, um mit sich und seinen Eltern in Frieden kommen zu können. Eine andere, anwesende Frau hat in diesem Zusammenhang gleich an sich mitgeklopft, weil sie ein ähnliches Problem hatte und Schuldgefühle bezüglich ihrer Eltern bei ihr hochkamen. Rainer Franke arbeitete dann mit ihr weiter.

Es wurde an beiden Tagen bei allen Teilnehmern mindestens ein Thema aufgelöst. Eine junge Frau, die sehr schüchtern und leise war, konnte nach dem Klopfen bezüglich ihres Themas eine klare Entscheidung treffen und sprach mit einer viel sichereren Stimme. Auch eine reifere Frau konnte nach dem Klopfen besser damit umgehen, dass ihr Mann sich nicht für ihre Weiterentwicklung interessierte. Meine hochsensible Nachbarin zur Linken wollte danach ihre zweijährige, bisher nicht weiterhelfende Psychotherapie beenden, weil ihr das Klopfen viel mehr gebracht hat, eine andere junge Frau konnte sich endlich aus einer misslichen Lage in Punkto Partnerschaft befreien. Während des ersten Seminartages brummte am späten Nachmittag mein Handy viermal, weil jemand immer wieder anrief und es war mir sehr peinlich, weil es störte. Nachdem der Seminartag zu Ende war, sah ich auf meinem Handy, dass mein Mann versucht hatte, mich zu erreichen. Besorgt rief ich zurück, weil ich dachte, es wäre etwas mit meinen Eltern. Nein, er wollte nur wissen, wann er etwas zu essen machen sollte... Erleichtert, aber genervt, weil er ja wusste, wann ich nach Hause komme, beklopfte ich gleich meinen Ärger darüber. Es half. Auch, dass er an diesem Abend aus einer Laune heraus das Seminar in Frage stellte, obwohl er die Wirkung bei sich selbst schon erfahren hatte, ärgerte mich, was ich ebenfalls beklopfte. Das erzählte ich am nächsten Seminartag in der morgendlichen Runde und bekam positive Rückmeldungen, obwohl mir der Erfolg des aufgelösten Ärgers auch schon genügt hätte. Leider konnten wir an diesem Tag noch keine körperlichen Symptome beklopfen, wie ich es eigentlich gerne gehabt hätte. Das Beklopfen körperlicher Symptome kann insgesamt etwas mehr Zeit beanspruchen, da hierbei die dazugehörigen Gefühle wie Ärger auf das Symptom oder Trauer über das Symptom, Scham, Schuld, Angst oder Resignation deswegen hochkommen können und aufgelöst werden müssen, damit das Symptom verschwinden kann. Es sollte an diesem Seminartag aber ein sofortiger Beweis erkennbar sein, dass eine Angst aufgelöst wurde. Deshalb kam auch das Thema mit meinen Eltern zur Sprache, was wir dann ja glücklicherweise aufgelöst haben. Aber hätte ich dieses Problem auch angeschnitten, wenn mein Mann nicht bei mir angerufen hätte? Eigentlich war ich bis dahin der Meinung, keine Ängste mehr zu haben durch das bisherige Klopfen bei mir. Im Seminar bekam ich einen Einblick, dass man mit der MET-Klopftherapie noch sehr viel mehr erreichen kann. Neu für mich war, dass man damit außer Ängsten und negativen Gefühlen auch blockierende Glaubenssätze auflösen kann. Dadurch kommt man in ein ganz anderes Handeln und erreicht seine Ziele mit Erfolg! Bei dieser Therapieform kann man in die Vergebung und ins Selbstvertrauen kommen, seine körperliche Gesundheit verbessern und mehr oder wieder neue Energie erhalten. Es gibt also immer was zu tun...

Einige Zeit nach dem Seminar war ich bei einer Freundin, die ein Problem mit Schwerhörigkeit nach einem Hörsturz hat. Sie hatte die ältere Klopftechnik ebenfalls mal in einem Seminar bei jemand anderem gelernt, es aber nie angewandt. Neulich wollten wir ihr Problem in Angriff nehmen, dabei stellte sich heraus, dass eine Angst vor Veränderung hochkam, die ihr so noch nicht bewusst war. Diese beklopfte sie erst einmal mit der neueren Klopftechnik und es kamen noch weitere Ängste hoch, die sie bearbeitete. Hinterher fühlte sie sich ruhig und in Frieden. Das Klopfen gegen die versteckten Gefühle ihrer Schwerhörigkeit will sie nun selbständig vornehmen.

Während ihrer Arbeit mit alten Menschen war sie nach unserem Klopfen mal bei einer Dame, die sich über ganz viele Dinge in ihrem Alltag geärgert hat. Meine Freundin erzählte ihr vom Klopfen und zeigte es ihr. Nach der Anwendung ging es besagter Dame richtig gut, wie mir meine Freundin am Telefon freudestrahlend berichtete. Die alte Dame wollte es sofort ihren beiden auswärts wohnenden Kindern erzählen. Das freut mich sehr, denn so verbreitet sich dieses Wissen von der Klopftherapie.

Auch auf meiner Station zeigten sich weitere Erfolge mit der neueren Klopftechnik. Einmal konnte ich mithilfe der Klopftherapie bei einer Jugendlichen eine Panikattacke auflösen, so wie es im neuesten Buch von Rainer und Regina Franke steht. Ich war nachts kurz meiner Kollegin helfen, als das Mädchen anfing, zu hyperventilieren und ich daraufhin bei ihr blieb, während meine Kollegin die diensthabende Ärztin anrief. Das Mädchen hatte sich neben dem Abatmen in eine Tüte auf diese andere Möglichkeit, die ich ihr zuvor ein wenig erklärt und angeboten habe, in ihrer Not eingelassen und auch während des Gespräches mit der Dienstärztin weiter geklopft. Nachdem sie sich beruhigt hatte und wir wieder allein mit zwei anderen Mädchen im Zimmer waren, nahm sie gerne noch die Handrückenserie in Anspruch und bemerkte selbst, dass sie nochmals ruhiger geworden war. Beim nächsten Rundgang schlief sie… Meine Kollegin war sichtlich beeindruckt und wollte am liebsten eine Weiterbildung von mir für solche Situationen haben, da wir oft diese Patienten aufnehmen und man meistens rat- und hilflos dasteht, außer dem Abatmen in die Tüte und Medikamentengabe. Dennoch klingt das alles für sie wie Hokuspokus, wie sie mir sagte, weil sie nicht versteht, wie sowas funktionieren kann.

Ein sechzehnjähriges Mädchen mit Spritzenphobie sollte am nächsten Tag eine wichtige Blutabnahme bekommen, wenn nötig, auch in Sedierung. Wir kamen im Spätdienst ins Gespräch darüber und ich erzählte ihr von meinen Erfahrungen mit dem Klopfen. Ich zeigte ihr auch, wie es geht und sie fragte mich ernsthaft, warum man so etwas nicht in der Schule lernt. Sie wollte es erst kurz vor der Blutabnahme anwenden. Das hat sie auch getan, denn sie konnte den Arm hinhalten und bedankte sich nochmal sehr erfreut bei mir für das Kennenlernen der MET-Klopftechnik und wollte allen Freunden und Bekannten davon erzählen. Das hört sich gut an, finde ich...

Ein Jugendlicher mit sehr großer Angst vorm Erbrechen brauchte häufig Zuwendung deswegen. Auch ihm zeigte ich das Klopfen und machte es mal in einer Notfallsituation mit ihm zusammen. In dieser half es ihm erst einmal, ruhiger zu werden. In der restlichen Zeit seines Aufenthaltes erinnerte ich ihn nur ab und zu daran, wenn ihm nichts anderes mehr half, wusste aber nicht, ob er es wirklich tat. Bevor er entlassen wurde, bedankte er sich vor Allen in der Abschiedsrunde der Gruppentherapie, dass ich ihm das Klopfen gezeigt habe und er will es zu Hause weitermachen. Hinterher fragte ich ihn, ob er das nur mir zuliebe gesagt hat oder ob er wirklich geklopft und wann er das gemacht hat. Er bestätigte mir, dass er es immer abends, wenn es ihm schlecht ging, getan und sich deshalb von uns keine Hilfe mehr geholt hätte. Ich bin jedes Mal wieder glücklich, wenn ich höre, wie MET geholfen hat! Und wenn es nur ein kleines bisschen ist... Auch hier kann ich immer wieder nur sagen: Der stete Tropfen höhlt den Stein!

Erst neulich hatte ich nachts eine Situation, in der bei mir kurz vor dem Einschlafen eine Angst aus dem Nichts hochkam. Wieso passierte mir das? Mein Herz klopfte wie verrückt bis zum Hals hoch und stolperte andauernd und mir wurde ganz komisch zumute, so dass ich schnell mit dem Klopfen anfing, um die Angst aufzulösen. Ob es bei mir noch funktionierte, wusste ich nicht, denn ich hatte das Klopfen lange nicht mehr gemacht. Nach einigen Minuten war die Angst zum Glück weg, wie konnte ich nur daran zweifeln? Wie gesagt, Angst muss nicht sein! Ich wende die Meridian-Energie-Techniken für mich hauptsächlich dann an, wenn etwas an negativen Gefühlen auftaucht. Lange Zeit habe ich die Meridian-Energie-Techniken nach dem Auflösen meiner vielen Ängste überhaupt nicht mehr genutzt, doch seit ich die neue Kurzform kenne, wende ich sie fast täglich an, denn es gibt immer kleine Dinge, über die man sich ärgert oder darüber traurig ist. Dann geht es mir sofort besser! Man kann das Klopfen aber auch täglich zur Stärkung seines Energiesystems nutzen, wie Sie später erfahren werden.

Zweiter Teil

Angst auflösen mit der MET-Klopftherapie

„Die größte Krankheit der Erde ist die Angst.

Je mehr Du Dich dieser Angst hingibst, umso schwieriger werden die Tage für Dich werden. Du bist aufgefordert, Dich von der Angst zu distanzieren und in die Liebe zu gehen."

(Aus dem Channeling von „Seelenschimmer" März 2020)

1- Hintergründe von MET

Mein Wunsch ist es, dass Sie wirklich einfach drauf los klopfen können, indem Sie idealerweise nur die 6 Akupunkturpunkte beklopfen und Ihr negatives Gefühl dazu aussprechen, um es aufzulösen und ein besseres Befinden zu erreichen. Trotzdem ist es wichtig, vielleicht erst einmal etwas über die Hintergründe der Meridian-Energie-Techniken zu erfahren, die zur energetischen Psychologie gehören, welche noch relativ jung ist und aus Amerika kommt. Vor mehr als 5000 Jahren wurden in China im Körper des Menschen Energiebahnen entdeckt und passend dazu die entsprechenden Energiepunkte, nämlich die heutigen Akupunkturpunkte, was ja inzwischen auch wissenschaftlich nachgewiesen ist. Die Quellen dazu finden Sie in Rainer und Regina Frankes Buch: „MET-Klopftherapie in der Praxis – Handbuch für Therapeuten und Coaches“. Diese feinen Energiekanäle durchziehen den ganzen Körper. Unser Körper hat 14 Meridiane, davon 12

Hauptmeridiane und 2 Nebenmeridiane mit 365 Energiepunkten. Wenn die geringe, elektrische Energie in den sogenannten Meridianen frei fließen kann, geht es dem Menschen gut. Energie muss fließen! Sobald jedoch Blockaden auf den Energie-Leitbahnen entstehen, also das System dann nicht mehr im Gleichgewicht ist, zum Beispiel durch früher erfahrene, einschneidende Erlebnisse, kann es zu psychischen Problemen und/ oder körperlichen Symptomen kommen, weil eben diese Energie nicht mehr frei fließen kann und sie ja irgendwohin muss. Diese Probleme und Symptome sind das Resultat der unterdrückten, negativen Gefühle wie Ärger, Trauer, Schuld, Scham, Wut und anderen. Wo kann man denn heute seinen Ärger oder seine Wut noch ungehindert rauslassen, ohne gemaßregelt zu werden oder auf Unverständnis zu stoßen? Also unterdrückt man diese Gefühle und deshalb richtet sich die Energie gegen den eigenen Körper und entwickelt Krankheiten. Durch das leichte Klopfen auf bestimmte Akupunkturpunkte werden die

Blockaden bzw. Stauungen gelöst und der Körper kann sich wieder harmonisieren. Da es im alten China noch keine Akupunkturnadeln gab, wurden die Punkte damals mit den Fingerspitzen stimuliert, also massiert oder leicht beklopft. Daraus hat sich dann die Akupunktur entwickelt. Die deutsche Ärztegesellschaft für Akupunktur erklärt die heilende Wirkung der Akupunktur unter anderem mit einer vermehrten Ausschüttung der stimmungsaufhellenden und schmerzlindernden Substanzen Serotonin und Endorphin, den sogenannten Glückshormonen. Diese bewirken dann Erleichterung und Entspannung.

2- Rechtliches

Die MET-Klopftherapie besteht aus verschiedenen Techniken und Elementen unterschiedlicher Therapieansätze. Ich möchte mich in Bezug auf meine gelösten Ängste möglichst nur auf den Aspekt aus der Verhaltenstherapie beziehen, nämlich der Konfrontation mit der angstauslösenden Situation. Da ich, wie bereits erwähnt, weder Ärztin noch Psychotherapeutin oder MET-Coach bin, bitte ich alle, die Probleme haben und mit dieser Klopftechnik nicht weiterkommen, sich mit einem MET-Therapeuten aus unten genannten Berufsgruppen in Verbindung zu setzen. Mein Ziel ist nur, diese wundervolle Therapieform bekannter zu machen und weiterzugeben, damit so viele Menschen wie möglich davon profitieren können. Es gibt noch viel mehr Möglichkeiten, mit der MET-Klopftherapie zu helfen. Der Aussage des Begründers dieser Therapieform nach sind die MET inzwischen schon in vielen medizinischen Bereichen angekommen, stationär und ambulant, auch in der Altenpflege, in Kindereinrichtungen, Physiotherapien und sogar der Psychiatrie. Es wäre toll, wenn noch viel mehr Ärzte, Psychologen, Psychotherapeuten, Heilpraktiker, Zahnärzte und andere mit dieser einfachen und genialen Methode arbeiten würden. Den Patienten würde es schnell besser gehen und es könnte ihnen viel Leid erspart werden. Angst ist wirklich nichts Schönes...

3- Wie funktioniert die MET-Klopftherapie?

MET-Klopftherapie ist genial - nicht nur einfach in der Anwendung und schnell bei der Wirkung, sondern auch effektiv und ohne Nebenwirkungen! Es besteht die These, dass die nicht aufgelösten, sondern nur verdrängten, negativen Gefühle eines vergangenen Traumas der ursächliche Grund für die jetzigen Probleme des betroffenen Menschen sind und nicht das Trauma selbst! Für jedes negative Gefühl ist eine Unterbrechung im Energiesystem verantwortlich. Diese Blockade ist wie ein Schockzustand oder eine Verwundung im Energiesystem, was durch ein belastendes Ereignis in der Vergangenheit eingetreten ist, egal ob es eine große oder nur eine ganz kleine Begebenheit war. Das kann z.B. durch einen schlimmen Unfall, aber auch „nur" durch verletzende Worte passiert sein. Durch das Beklopfen der Akupunkturpunkte wird das Energiesystem repariert und die Energie in den

Meridianen fließt wieder. Nur eine kleine Energiemenge, also das Klopfen auf den Akupunkturpunkten, ist nötig, um riesige Veränderungen wie bei einem Domino-Effekt zu bewirken. Es kommt dadurch zu Wohlbefinden, Leichtigkeit und sogar zu einem Gefühl der Glückseligkeit. Das ist doch ein schönes Ziel, finde ich. Alle Gefühle sind nachgewiesenermaßen in unserem Körper, in jeder Zelle, dem sogenannten Zellgedächtnis abgespeichert. Wer Näheres dazu wissen möchte, findet im Internet viel Interessantes dazu. Der Erfolg durch die Klopftherapie wurde sogar schon mit bildgebenden Verfahren nachgewiesen. Es zeigten sich dort bei Patienten mit Angststörungen enorme Veränderungen im Gehirn, vom Krankhaften bis hin zur Normalität (im Lauf von 12 Sitzungen). In der Psychologie wird an das Thema Angstbewältigung anders herangegangen. Auch ich bin der Meinung, wenn immer wieder über das belastende Trauma geredet wird, verschwindet die Angst nicht, sondern man wird erneut traumatisiert.

Das ständige Hochholen des schlimmen Ereignisses kann nicht gut sein. Unser Energiesystem wird immer wieder an die belastende Situation erinnert und man fühlt sich dadurch schlecht. Das ist bei MET anders. Die sechs zentralen Gefühle Angst, Ärger, Scham, Schuld, Resignation und Trauer kommen je nach Trauma hoch und können auf bestimmten Energiepunkten beklopft und dadurch aufgelöst werden. Es gibt natürlich noch mehr negative Gefühle wie Einsamkeit, Eifersucht, Bitterkeit, Liebeskummer, Sorgen, Kummer, Enttäuschungen, Hass, Zorn, Groll, Frustration, Neid, Missgunst, Ekel, Aufregung, Trotz, Verachtung, Zweifel, Empörung, Verzweiflung, Langeweile, Wut und noch mehr, die man mit dieser Methode auflösen kann. Sogar stärkere Traumen, einige Süchte und Burnout sind mit dieser Methode gut behandelbar, doch dafür sollten Sie sich idealerweise professionelle Hilfe bei MET-Therapeuten holen.

4- Nur Placebo-Wirkung?

Die MET beruhen nicht auf einem Placebo-Effekt, denn die meisten Menschen treten ihnen mit Skepsis oder Zweifel entgegen. Selbst der Therapeut muss nicht an die Wirksamkeit der Methode glauben, um Heilung zu erzielen. Auch bei Kindern, Säuglingen und sogar bei Tieren wirken die MET, obwohl diese davon gar keine Kenntnis haben. Das Unterbewusstsein spricht allerdings nur auf die richtigen Formulierungen an, deswegen sollten Sie das Problem genau benennen. Manchmal müssen Sie auch mehrere, verschiedene Aspekte eines Themas beklopfen (siehe Flugangst), bis sich tiefsitzende, innere Blockaden auflösen, damit der Weg zur Heilung frei gemacht wird.

Angst ist ein energetischer Zustand und das Symptom einer energetischen Blockade in unserem Energiesystem oder auch das Ergebnis von unterdrückten Wut-, Ärger- und Hassgefühlen. Diesen Zustand kann man durch das Beklopfen von wenigen ausgewählten Akupunkturpunkten auflösen und der Mensch kommt wieder in seinen ursprünglichen Zustand von Vertrauen, Liebe und Zuversicht. Viele verschiedene, einzelne Ängste, wie auch ich sie in meinem Leben hatte, können mit diesem einfachen Klopfprozess aufgelöst werden und nur darum geht es hier in meinem Buch. Mein theoretisches Wissen habe ich mir unter anderem aus dem neuesten Buch von Rainer Franke: „MET-Klopftherapie in der Praxis“ angeeignet.

Klopfen kann bis zur Erschöpfung führen, deshalb sollte man sich in diesem Fall danach eine halbe Stunde ausruhen. Beim Auflösen eines Themas kann auch häufiges Gähnen entstehen, weil im Gehirn neuronale Veränderungen passieren. Während des Klopfens kann möglicherweise starker Durst entstehen, deshalb sollten Sie zwischendurch und danach viel Wasser trinken, denn das Auflösen von negativen Gefühlen bringt eine körperliche Entgiftung mit sich. Die Selbstbehandlung hat Grenzen, doch die Meridian-Energie-Techniken nicht! Falls Sie nicht weiterkommen, wenden Sie sich an einen Profi, der Sie dabei unterstützt und an die Hand nimmt.

5- Technik und Anwendung von MET

Zum Klopfen werden mittlerweile nur noch 6 Punkte benötigt. (Siehe Bild). Es ist egal, auf welcher Seite im Gesicht Sie diese Akupunkturpunkte beklopfen.

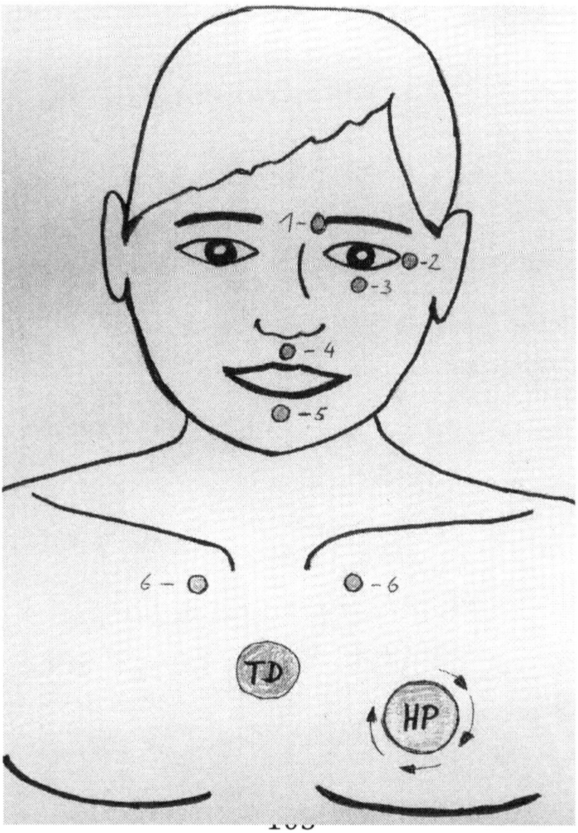

Hier ist für Sie erst einmal die Beschreibung der **Klopfpunkte**:

1-Das ist der Augenbrauenpunkt an der inneren Augenbraue und an der Nasenwurzel auf dem Blasenmeridian.

2-Dieser Punkt am äußeren Augenwinkel an der Schläfe liegt auf dem Gallenblasenmeridian.

3-Unter dem Auge ist der Jochbeinpunkt auf dem Magenmeridian. Bei Übelkeit kann es helfen, auf diesen zu klopfen.

4-Der Punkt unter der Nase über der Oberlippe liegt auf dem Gouverneurs- oder auch Lenkergefäß.

5-Der Punkt unterhalb der Unterlippe befindet sich auf dem Konzeptionsgefäß.

6-Der Nierenpunkt liegt circa einen Zentimeter unterhalb vom Schlüsselbeingelenk in der kleinen Grube. Hier werden die sogenannten „Angstpunkte“ jedoch auf beiden Seiten gleichzeitig beklopft, denn an dieser Stelle lösen sich oft schon die negativen Gefühle auf. Die Lage und die Bedeutung von

Thymusdrüse (TD) und Heilendem Punkt (HP) bekommen Sie an anderer Stelle erklärt.

Und so sieht die Technik aus:

Mit den Fingerspitzen von Zeige- und/oder Mittelfinger wird sanft auf die entsprechenden Punkte der Reihe nach, angefangen beim Augenbrauenpunkt (1) bis zu den Nierenpunkten (6), circa 5-15 Mal pro Punkt geklopft in einer Schnelligkeit von 2 bis 3 Schlägen pro Sekunde. Man muss aber nicht mitzählen, weil man sonst von seinem Thema abgelenkt wird. Das sind nur Richtwerte. Die Punkte haben einen Durchmesser von ca. 2,5 cm und müssen deshalb nicht ganz genau getroffen werden, wie es bei der Akupunktur der Fall ist. Es darf sich angenehm anfühlen und sollte keinesfalls wehtun. Punkt 6 sind die beiden Schlüsselbeinpunkte, auch Nierenpunkte genannte, welche mit Daumen und Zeigefinger einer Hand (ca. 7-8 cm Abstand) gleichzeitig sanft beklopft werden. Hilfreich ist dabei, den Unterarm am Körper abzulegen. Man klopft dadurch aus dem Handgelenk heraus und verrutscht nicht so schnell. Man kann auch mit Zeige- und Mittelfinger jeder Hand die beiden Punkte gleichzeitig beklopfen.

Wie Sie sehen, können Sie diese Technik schnell erlernen. Ich habe mir vor mehr als 10 Jahren noch die ältere, umfangreichere Technik mit den 14 Akupunkturpunkten angeeignet, mit welcher ich bei mir viele Ängste auflösen konnte, wie Sie im ersten Teil des Buches gelesen haben. Durch neue, positive Erfahrungen der diese Methode entwickelnden Therapeuten sind die vorher zu beklopfenden 14 Akupunkturpunkte bei MET nicht mehr nötig, es reichen die 6 oben genannten Akupunkturpunkte aus, in den meisten Fällen sogar nur die beiden Nierenpunkte! Die Vorbereitung mit dem Klopfen auf die Thymusdrüse sowie das sanfte Massieren des Heilenden Punktes macht man ebenfalls nicht mehr, obwohl es in hartnäckigeren Fällen helfen kann. Deshalb werde ich es im weiteren Verlauf des Buches (Dritter Teil) noch mit erwähnen.

6- Die drei verschiedenen Klopfvarianten

Es gibt mit diesen 6 Akupunktur- oder Klopfpunkten 3 verschiedene Möglichkeiten zum Klopfen. Suchen Sie sich die für Sie am besten geeignete aus.

Möglichkeit 1

Mit dem entsprechenden Behandlungs- oder auch Klopfsatz ausgestattet, um den es in Kapitel 7 geht, ist es für Sie am einfachsten, nur die beiden Nierenpunkte gleichzeitig zu beklopfen und Ihren Satz dazu immer wiederkehrend laut auszusprechen. Dabei sollten Sie sich im Gefühl mit Ihrer zu beklopfenden Angst befinden, denn sonst könnte es sein, dass das Klopfen nicht funktioniert, weil der Fokus auf das negative Gefühl fehlt. Dieser Hinweis ist sehr ernst zu nehmen, wenn Sie wirklich Erfolg haben möchten. Das alleinige Klopfen der beiden Nierenpunkte hat den Vorteil, sich mehr auf seine

Gefühle konzentrieren zu können, denn diese verändern sich sehr schnell während des Klopfens. So kann zum Beispiel aus einem Angstgefühl ein Gefühl von Ärger, Wut, Trauer, Scham usw. werden. So eine Situation wäre, wenn Sie zum Beispiel Angst vor einer Magenspiegelung haben, weil Sie damit schon mal schlechte Erfahrungen gemacht haben. Aus dieser Angst könnte während des Klopfens Wut oder Ärger auf den Untersuchenden werden, weil dieser Sie, aus Ihrer Sicht, vielleicht nicht ernst genommen hat mit Ihren Sorgen. Danach kommt noch eine Trauer hoch, weil Sie eben durch diese Untersuchung etwas Negatives für Ihre Gesundheit erfahren haben. Nun fühlen Sie wieder die Angst, dass sie erneut eine schlimme Rückmeldung diesbezüglich erhalten könnten. Wenn Sie diese hochkommenden, negativen Gefühle durch ständiges Weiterklopfen mit Ihren jeweils neuen Behandlungssätzen aufgelöst haben, kommen Sie in ein Gefühl des Friedens und der Entspannung. Die Klopfsätze wären hier zum Beispiel: 1. „Meine Angst vor der Magenspiegelung, meine Angst…" Wenn das erste Gefühl aufgelöst ist, nehmen Sie das nächste in Ihnen aufsteigende Gefühl der Wut oder des Ärgers und klopfen weiter, bis es weg ist. 2. „Meine Wut auf … oder mein Ärger über den Untersucher, weil er mich nicht ernst genommen hat, meine Wut…" Wenn nun die Trauer hochkommt, klopfen Sie weiter und sagen vor sich hin: 3. „Meine Trauer, weil ich damals etwas Schlimmes erfahren habe, meine Trauer, weil…" 4. „Meine Angst, dass…" Das Gefühl kann sich mehrfach verändern oder auch ein zweites Mal wegen eines anderen Aspektes auftauchen, also hören Sie bitte nicht zu früh mit dem Klopfen und dem Anpassen Ihres Klopfsatzes auf! Es kann auch mal länger dauern!

Es kann mehrere Faktoren zu Ihrem Thema geben, die erst einmal alle bearbeitet werden müssen, ehe Ihr Ergebnis perfekt ist. Suchen Sie dann danach Ihre Angst wieder, werden Sie höchstwahrscheinlich feststellen, dass diese nicht mehr da ist. Die auslösende Situation besteht zwar immer noch, doch es ist Ihnen gefühlsmäßig egal. Falls das noch nicht der Fall ist, beklopfen Sie einfach noch Ihre Restangst, Restärger oder ähnliches auf beiden Nierenpunkten weiter. Klopfen Sie solange und sprechen Sie laut vor sich hin: „Meine restliche Angst, meine Restangst"..., bis Sie sich in Bezug auf Ihr Thema ruhig und gelassen fühlen. Ein gutes Zeichen für ein durch Klopfen aufgelöstes, negatives Gefühl ist, wenn während des Klopfens als eine Art Abschluss ein tiefes Durchatmen kommt oder Sie müssen gähnen. Dann wird Sie dieses eben beklopfte Gefühl nicht mehr belasten.

Möglichkeit 2

Eine andere Variante besteht darin, alle sechs Klopfpunkte nacheinander immer wieder in der festgelegten Reihenfolge, angefangen vom Augenbrauenpunkt nach unten bis zu den Nierenpunkten (diese immer beidseitig!) zu beklopfen, bis das negative Gefühl aufgelöst wurde.

Sprechen Sie dabei den Behandlungssatz, der genau Ihrem jetzigen Gefühl entsprechen muss, bei jedem Punkt einmal vollständig aus. Sollte ein anderes negatives Gefühl hochkommen, benennen Sie es, dann ändern Sie den Klopfsatz dementsprechend und fangen wieder bei Punkt 1 an, alle Akupunkturpunkte nacheinander ähnlich lange zu beklopfen, bis auch dieses Gefühl verschwunden ist. Das können Sie mit jedem weiteren auftauchenden, negativen Gefühl machen. So können Sie Schicht um Schicht die Angst, die am Anfang da war und sich vielleicht verändert hat, auflösen.

Möglichkeit 3

Bei der dritten Möglichkeit klopfen Sie mit Ihrem Klopfsatz von Punkt 1 bis Punkt 6 und bleiben dann auf den beiden Nierenpunkten solange, bis Ihr negatives Gefühl weg, also aufgelöst ist. Das machen Sie mit jedem anderen hochkommenden Gefühl genauso, indem Sie wieder bei Punkt 1 anfangen und bei Punkt 6 bis zum Erfolg klopfen. Diese Variante ist meine erste Wahl.

Falls Sie Ihren Klopfsatz während des Klopfens vergessen sollten, kann das ein Hinweis darauf sein, dass Ihr negatives Gefühl aufgelöst ist. Es kann sehr schnell gehen. Um das Ergebnis nach dem Klopfen noch weiter zu verbessern, sollten Sie zum Abschluss bei Ihrer ausgewählten Klopfvariante noch die Handrückenserie durchführen. Die Beschreibung dieser finden Sie im Kapitel 9. Wenn der Wert auf Ihrer Gefühlsskala allerdings schon bei 0 liegen würde, wäre die Handrückenserie danach nicht mehr nötig. Sie hätten ja schon Ihr Ziel erreicht. Für kleinere Probleme, wie z.B. einen Ärger auf eine bestimmte Person loszuwerden, ist das Beklopfen der 6 Akupunkturpunkte völlig ausreichend, um das negative Gefühl aufzulösen. Man kann das meiner Erfahrung nach also mal schnell zwischendurch machen...

7- Was ist ein Behandlungs- oder Klopfsatz?

Nun kennen Sie die Technik des Klopfens und fragen sich jetzt vielleicht: „Was soll ich denn während des Beklopfens der Punkte laut vor mir hersagen und warum?"

Der Klopf- oder Behandlungssatz beschreibt Ihr Gefühl wie zum Beispiel Angst, Ärger oder Trauer usw., welches Sie auflösen möchten. Ihr Energiesystem im Körper muss sich darauf einstimmen und wissen, worum es geht. Wenn Sie sich in Ihr Thema hineingefühlt haben, also Ihren Fokus genau auf dieses Gefühl der Angst oder des Ärgers usw. oder eine damit verbundene Situation gerichtet haben und es die ganze Zeit während des Klopfens durch das laute Aussprechen des Klopfsatzes im Gedankenfeld halten, kann diese Blockade in Ihrem Energiesystem aufgelöst werden und die Angst oder der Ärger ist verschwunden. Sprechen Sie Ihren Satz, wenn möglich, normal laut aus, um mit dem Gedankenfeld verbunden zu bleiben. Das ist der richtige Weg. Bei mir hat es allerdings auch funktioniert, wenn ich beim Klopfen nur daran gedacht habe. Testen Sie es für sich aus! Wenn Sie zum Beispiel Ihre Höhenangst loswerden wollen, sagen Sie laut und ständig wiederholend: „Meine Höhenangst, meine Höhenangst, meine…“ Das ist dann Ihr Behandlungs- oder Klopfsatz, während Sie nach einer der 3 Möglichkeiten Ihre Akupunkturpunkte im Gesicht und die beiden Nierenpunkte unterhalb der Schlüsselbeingelenke beklopfen. In den Klopfsatz können Sie alles einsetzen, was Ihnen einfällt, wenn Sie das gerade spüren oder was an Gefühlen hochkommt und Sie belastet. Bleiben wir bei unserem Beispiel mit der Höhenangst. Im Normalfall würde es vielleicht ausreichen, diese zu beklopfen. Aber es kann sein, dass Ihnen dann in den Sinn kommt, Sie haben auch noch Angst davor, den Berg hinunter zu stürzen oder dass Ihnen schwindlig wird beim Blick in die Tiefe oder weil auf dem Berg eine geringere

Sauerstoffkonzentration ist. Dann sagen Sie einfach, während Sie weiterklopfen: „Meine Angst, abzustürzen“ oder „Meine Angst, dass mir schwindlig wird“ oder „Meine Angst wegen der dünnen Luft“ oder sprechen Sie das aus, wovor genau Sie Angst haben. Sie werden beim nächsten Alpenurlaub oder auf der Leiter keine Angst mehr haben.

Hier sind noch ein paar allgemeine Beispiele für einen Klopfsatz:

-Meine Angst vor engen Räumen...

-Meine Angst, an ... zu erkranken...

-Meine Angst vor Hunden...

-Meine Angst vor der Angst...

-Meine Angst vor der nächsten Panikattacke...

-Meine Angst, allein zu sein...

-Meine Prüfungsangst...

-Meine Angst, dass etwas Schlimmes passiert mit...

-Meine Angst, dass mir was Schlimmes passiert...

-Meine Angst vorm Straßenbahnfahren...

-Mein Ekel vor Spinnen usw. ...

-Meine Angst vor Arbeitslosigkeit und deren Folgen...
-Meine Angst vor... (was auch immer, setzen Sie es ein!)
-Mein Ärger über meinen Mann, weil...
-Meine Trauer, weil meine Frau mich verlassen hat...
-Mein Schuldgefühl, weil (das und das passiert ist) ...
-Meine Scham darüber, dass...
-Mein Stress..., mein Stress...
-Meine Resignation, weil es keine Hoffnung gibt (in dieser Situation) ...
-Meine Wut auf meinen Chef...

Denken Sie aber bitte daran, dass Sie dieses negative Gefühl wahrnehmen und das Thema so persönlich wie möglich benennen! Gegen wen richtet sich der Ärger? Ein Adressat muss im Außen benannt werden! Setzen Sie den Namen der Person oder des Tieres ein, auf welche(s) die Wut oder der Ärger gerichtet ist, falls die allgemeine Bezeichnung wie Mann, Frau, Chef, Kollegin, Politiker, Hunde usw. nicht zum gewünschten Ergebnis führt. Jahrelang unterdrückte Ärger-Energie auf Jemanden zeigt sich durch Angst, deshalb sollte man erst mal den Ärger beklopfen und auflösen.

Ihrem Einfallsreichtum bezüglich Ihrer aufzulösenden, negativen Gefühle sind keine Grenzen gesetzt. Sprechen Sie während des Klopfens alles aus, was Ihnen zu Ihrem belastenden Gefühl einfällt oder Sie holen sich dazu weiterführende Literatur, welche ich Ihnen am Ende des Buches vorschlagen werde. Dort finden Sie wirklich sehr viele Klopfsätze für alle möglichen Situationen, die Ihnen nach dem Klopfen das Leben leichter machen werden.

8- Der gesamte Ablauf des Klopfens

1.Schritt: Finden Sie genau heraus, was Ihr negatives Gefühl ist, wie z.B. Ihre Angst vor etwas, Ärger oder Wut auf etwas, Trauer über etwas, schuld an etwas sein, Scham wegen etwas oder Resignation an etwas, indem Sie sich da hineinversetzen, wenn es nicht schon jetzt in diesem Augenblick in Ihrem Gedankenfeld da ist. Durch diese Verbindung können bei manchen Menschen heftige Reaktionen wie Angstgefühle, Herzrasen oder Schweißausbrüche ausgelöst werden.

2.Schritt: Nun schätzen Sie die Stärke des Gefühls auf einer Skala zwischen 0 und 10 ein, um danach überprüfen zu können, wie sich das Gefühl bzw. die Angst verändert hat. Für eine Zwischenbilanz ist es natürlich auch gut. Sie müssen das aber nicht unbedingt machen, denn manche Menschen können oder wollen es auch nicht einschätzen, habe ich festgestellt. Meiner Erfahrung nach merkt man ja, ob das Problem noch da ist. Bei der Angst, mit dem

Fahrstuhl zu fahren beispielsweise und deren verschiedenen Aspekten, sollte man sich dann bald nach dem Klopfen der früher angstauslösenden Situation stellen, einfach um zu erfahren, dass sie wirklich aufgelöst ist und sich alles viel leichter und freier anfühlt.

3.Schritt: Überlegen Sie sich Ihren eigenen Klopfsatz:
z.B. „Meine Höhenangst, meine Höhenangst…"
oder: „Mein Schuldgefühl, weil… (Problem einsetzen), meine Schuld, weil… „
oder: „Mein Ärger auf… (Person einsetzen), weil…"
Scheuen Sie sich nicht davor, das auszusprechen, was Ihnen auf dem Herzen liegt. Die entsprechende Person weiß ja nichts davon, aber Sie lassen Ihren Ärger raus und Ihre Blockade wird durch das Beklopfen der Energiepunkte gelöst. Energie muss fließen, sonst entstehen Krankheiten!

4.Schritt: Sprechen Sie Ihre Angst mit Ihrem eigenen Klopfsatz normal laut aus. Sie sind dann gedanklich und gefühlsmäßig mit Ihrem Thema und dem Unterbewusstsein verbunden.

Nun klopfen Sie dabei nach einer der drei Möglichkeiten.

Falls es nötig ist, stellen Sie sich mit geschlossenen Augen Ihre angstmachende Situation beim Klopfen vor und wenn ein tiefes Durchatmen kommt, ist Ihre Angst aufgelöst und Sie sind ruhiger und entspannter. Zum Schluss schauen Sie nach innen, wo sich Ihre Angst auf einer Skala von 0 bis 10 gerade befindet. Ihr Ziel auf der Skala war 0. Falls es noch nicht erreicht wurde, beginnen Sie nochmals mit dem Beklopfen der restlichen Angst, bis Sie ganz entspannt sind. Der Satz hieße hier: „Meine restliche Angst..."

Nun sind Sie erst mal fertig und machen die Handrückenserie oder Sie beklopfen noch weitere Themen, wenn Sie noch nicht zu erschöpft sind. Vergessen Sie aber nicht, Wasser zu trinken, denn Sie entgiften Ihren Körper ja auch durch das Klopfen. ***5.Schritt***: Um das Ganze im Gehirn zu verankern, machen Sie jetzt zum Abschluss noch die Handrücken-Serie. Dabei sollen möglichst viele

Gehirnareale angesprochen werden, indem Sie bestimmte Augenbewegungen machen, zählen und summen und dabei den Dreifach-Erwärmer beklopfen, einen Punkt auf dem Handrücken zwischen den Sehnen des Ringfingers und des kleinen Fingers. Durch die Handrückenserie wird die emotionale Belastung noch einmal reduziert und sie wirkt ebenso beruhigend, weil sie die linke und rechte Gehirnhälfte synchronisiert und den Energiefluss in den Meridianen harmonisiert.

9- Die Handrückenserie

-Während Sie im Rhythmus von 3-4 Mal pro Sekunde auf den Punkt des Dreifachen Erwärmers (Handrücken-Punkt) leicht klopfen, müssen Sie an nichts denken. Durch das Beklopfen dieses Punktes wird das ganze Meridiansystem stimuliert und die Energie verteilt.

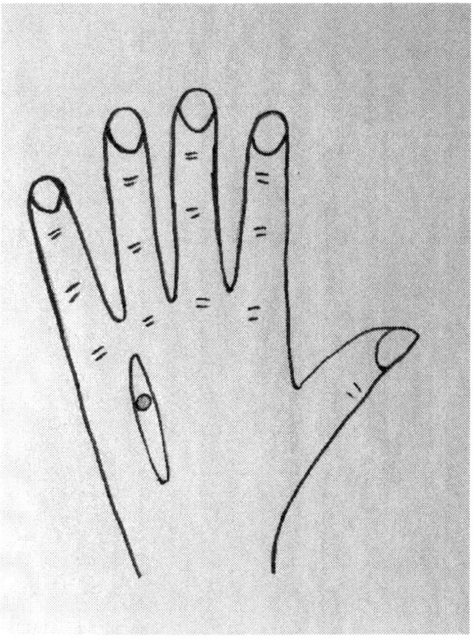

Es empfiehlt sich, mit Zeige-, Mittel- und Ringfinger der rechten Hand auf der linken Hand den ganzen Spalt zu beklopfen. Linkshänder können natürlich auch auf der anderen Hand diesen Punkt beklopfen. Während Sie jetzt die ganze Zeit von oben leicht auf den Handrückenpunkt klopfen, machen Sie nun Folgendes:

-Ihre Augen schauen geradeaus, dann schließen Sie Ihre Augen.
-Atmen Sie tief durch die Nase einmal ein und wieder aus, dann öffnen Sie Ihre Augen wieder.
-Halten Sie Ihren Kopf gerade und Ihre Augen blicken geradeaus.
-Schauen Sie, ohne den Kopf zu bewegen, erst scharf nach rechts unten,
-dann, ohne den Kopf zu bewegen, scharf nach links unten schauen.
-Nun lassen Sie Ihre Augen zweimal langsam in die eine Richtung kreisen und stellen sich dabei das Zifferblatt einer Kirchturmuhr vor.

-Jetzt lassen Sie Ihre Augen zweimal langsam in die andere Richtung kreisen.
-Schauen Sie wieder geradeaus.
-Summen Sie eine kurze Melodie oder Tonfolge.
-Zählen Sie laut rückwärts von zum Beispiel 90 bis 85
-Zum Schluss noch einmal die Melodie summen. Bei jedem dieser Schritte klopfen Sie fortlaufend auf den Handrücken-Punkt.

Fühlen Sie noch einmal nach innen. Sie sollten jetzt in einem Zustand von Entspannung, Gelassenheit oder innerem Frieden sein.

Dritter Teil

1- Atemgleichgewichtsübung

Laut dem bereits erwähnten Buch von Rainer Franke besitzt unser Körper überall eine Plus-Minus-Polarität. Manchmal kann es sein, dass die Meridian-Energie-Techniken nicht nur wegen des Beklopfens des falschen Gefühls (wie zum Beispiel Angst statt in Wirklichkeit Ärger, Wut oder Hass auf jemanden) nicht funktionieren, sondern weil bei vielen Menschen die Körperpolarität vertauscht ist. Mit dieser Atemübung wird die Polung des Körpers wieder ins Gleichgewicht gebracht. Sie wirkt entspannend und zentrierend. Man macht diese Übung am besten vor einer Klopftherapie, bei der man seine Themen gezielt bearbeiten will. Wenn Sie das also noch zusätzlich vor dem einfachen Klopfen machen wollen, dann setzen Sie sich auf einen Stuhl und strecken die Beine aus, legen den linken Fuß über den rechten Fuß, so dass Ihre Beine gekreuzt sind. Nun strecken Sie Ihre Arme aus und legen das rechte Handgelenk über das linke, drehen die Handflächen zueinander und greifen mit Ihren Fingern verzahnt ineinander. Dann ziehen sie die Arme in dieser Haltung zum Körper und drehen die verschränkten Hände nach oben. Das kennen Sie vielleicht noch aus Ihrer Kindheit? Jetzt atmen Sie durch die Nase normal ein und durch Ihren Mund wieder aus. Beim Einatmen durch die Nase drücken Sie Ihre Zunge leicht gegen den Gaumen, als würden Sie ein „L“ aussprechen wollen. Sie atmen durch den Mund wieder aus und lassen Ihre Zunge locker wieder auf den Mundboden fallen. Während Sie das jetzt zwei Minuten so machen, denken Sie innerlich: „Balance“ oder „Gleichgewicht“. Das ist auch eine gute Übung, wenn Sie mal angespannt sind oder wenn Sie nachts aufwachen und nicht wieder einschlafen können.

2- Die Thymusdrüse

Die Thymusdrüse spielt bei den MET eine wichtige Rolle. Als ich MET kennenlernen durfte, war die Thymusdrüse noch bei jedem Klopfen am Beginn einer Behandlung dabei. Man begann mit der Behandlung, indem man sich im Dreivierteltakt mit den Fingern einer Hand auf die im oberen Drittel des Brustkorbs hinter dem Brustbein liegende Thymusdrüse klopfte. Im Griechischen heißt „thymos" auf Deutsch übersetzt „Lebensenergie". Sie hat eine wichtige Aufgabe bei der Immunabwehr, der Hormonbildung und überwacht den Energiestrom des Körpers. Außerdem soll sie ein Bindeglied zwischen Körper und Geist sein und durch die seelische Haltung des Menschen beeinflusst werden. Sie hat eine große Bedeutung für die Gesundheit und den Genesungswillen des Menschen. Durch dieses Klopfen im Walzertakt kann sie besonders wirkungsvoll stimuliert und aktiviert werden. Dazu wird fünf bis zehnmal hintereinander der heilende

Motivationssatz voller Überzeugung gesagt: „Ich liebe, ich glaube, vertraue, bin dankbar und mutig.“ Man kann aber auch ohne Worte klopfen oder diese nur denken. Dadurch wird man gestärkt und der Lebenswille wird unterstützt sowie die Gefühlswelt harmonisiert.

Diese Art der Motivation ist auch bei Affen beobachtet worden, wenn sie sich bei Aufregung mit der flachen Hand oder der Faust auf diesen Bereich schlagen. Ebenfalls um sich zu ermutigen und zu motivieren, trommeln sich Menschen verschiedener Kulturen vor Kampfhandlungen auf den oberen Teil des Brustkorbes. Da sich die MET-Klopftechnik vereinfacht hat, wird dieses Thymusklopfen jetzt eher in Verbindung mit anderen Themen eingesetzt.

Wenn Sie von den Vorteilen dieser Behandlung profitieren wollen, können Sie es gern noch im Anschluss an die Atemgleichgewichtsübung und vor dem eigentlichen Klopfen machen. Ich fand es für mich immer sehr hilfreich, weil es auch gut zur Stärkung des Selbstbewusstseins dient. Es werden ausschließlich nur positive Sätze in die Thymusdrüse eingeklopft.

3- Der Heilende Punkt und der „Obwohl“-Satz

Wenn Sie am Anfang einer von Ihnen geplanten Selbstbehandlung noch, so wie ich früher, den Heilenden Punkt leicht massieren, als würden Sie mit 3 Fingern, im Uhrzeigersinn kreisend, Creme darauf verteilen und den Obwohl-Satz dreimal nacheinander dabei aussprechen, lösen sich die dort abgelagerten Giftstoffe und werden über das Blut-Lymph-System ausgeleitet. Dieser Punkt ist ein neurolymphatischer Reflexpunkt. Deshalb ist es wichtig, während und/oder nach dem Klopfen viel stilles Wasser zu trinken. Der Heilende Punkt liegt circa 10 cm unter dem linken Schlüsselbein in der Mitte, über dem Herzen zwischen der 2. und 3. Rippe. Wenn Sie etwas stärker massieren, kann es sein, dass er weh tut.

Der Obwohl-Satz ist meinem Empfinden nach etwas komisch formuliert, hat aber eine wichtige therapeutische Bedeutung. Mit dem ersten Teil des

Satzes erkennen Sie Ihr Problem an und mit dem zweiten Teil kommt Selbstliebe und Selbstakzeptanz in Ihr Bewusstsein. Der Satz, den Sie dreimal hintereinander aufsagen, während Sie Ihren Heilenden Punkt massieren, lautet zum Beispiel: „Obwohl ich diese Angst habe, liebe und akzeptiere ich mich so, wie ich bin." Hier kann sich eventuell schon das negative Gefühl bei Ihnen lösen.

Es kann aber auch sein, dass Sie den zweiten Teil des Satzes für sich nicht stimmig finden, weil Sie sich ablehnen, hassen oder ein anderes Problem mit sich haben. In diesem Fall sollten Sie, sobald einer dieser Gedanken zu Ihnen kommt, ihn mit einer der 3 Möglichkeiten beklopfen, am besten mit der gebräuchlichsten Variante, dem Klopfen auf beide Nieren- bzw. Schlüsselbeinpunkte: „Ich bin zu dumm" oder „Ich hasse mich", „Ich lehne mich ab" usw. Dadurch wird das entsprechende Gefühl aufgelöst, Sie atmen mit einem Seufzer, der von selbst kommt, tief durch und werden merken, dass es so nicht mehr stimmt. Damit haben Sie schon Ihre mangelnde Selbstliebe und Selbstakzeptanz ein wenig bearbeitet. Nun können Sie weitermachen und Ihre Angst mit den verschiedenen Aspekten beklopfen.

4- Zusammenfassung Ablauf MET

Wenn Sie alle Schritte in Ihre Selbstbehandlung mit einbeziehen wollen, wäre das jetzt:

-***Die Reihenfolge für Sie***!

1.Machen Sie die Atemgleichgewichtsübung **(Kein Muss).**

2. Klopfen Sie im Walzertakt auf Ihre Thymusdrüse und sprechen Sie 5-10 Mal den Satz vor sich hin: Ich liebe, ich glaube, vertraue, bin dankbar und mutig. **(Kein Muss)**

3. Falls Sie diesen Schritt mit dem Obwohl-Satz auch machen wollen, denken Sie schon hier an Ihre Angst oder Ähnliches. Massieren Sie vorsichtig Ihren heilenden Punkt und sprechen dreimal den „Obwohl-Satz“ aus: „Obwohl ich diese Angst (Ärger, Trauer, Schuld, Scham Resignation usw.) vor ... habe, liebe und akzeptiere ich mich so, wie ich bin.“ **(Kein Muss)**

Es reicht im Normalfall aus, erst ab 4. anzufangen.

4. Wenn Sie hier und jetzt erst **mit MET beginnen** wollen, verbinden Sie sich mit ihrem negativen Gefühl und klopfen Sie jetzt nach der von Ihnen bevorzugten Klopfmethode alle Akupunkturpunkte, während Sie Ihren dazu passenden Klopfsatz aussprechen: „Meine Angst vor…“ oder „Mein Ärger auf…,“ „Meine Trauer, weil…“usw., bis das negative Gefühl weg ist. Wenn dabei ein anderes Gefühl in Ihnen hochkommt, nehmen Sie nun dieses und fangen am Augenbrauenpunkt wieder an, mit Ihrem veränderten Behandlungssatz zu klopfen. Wenn Sie nur die Nierenpunkte beklopfen, dann natürlich weiterhin nur diese. Denken Sie auch daran, Ihre Restangst, restliche Wut, restliche Trauer usw. nochmal zu beklopfen, falls diese noch nicht ganz aufgelöst war.

5. Machen Sie zum Abschluss Ihrer Behandlung noch die Handrücken-Serie mit den Augenbewegungen, Summen und Zählen.

6. Spüren Sie nun nach, was sich bei Ihnen verändert hat. Ich hoffe, Sie haben den Zustand von innerem Frieden, Ruhe und Gelassenheit erreicht, wenn Sie an Ihr bearbeitetes Thema denken.

5- Erste Hilfe bei Panik

Eine durch heftige Emotionen ausgelöste, beginnende oder bestehende Panik mit den Symptomen der Hyperventilation, die mit Schwindel, spitzem Mund, Verkrampfung der Hände und anderen Symptomen einhergehen kann, ist mit der MET-Klopftherapie leicht zu stoppen und aufzulösen, so lautet die Aussage der sehr erfahrenen MET-Therapeuten Rainer und Regina Franke im Buch „MET-Klopftherapie in der Praxis". Wenn Sie sich in eine Angst so hineinsteigern, dass Sie dabei durch den Mund statt durch die Nase einatmen und Sie vielleicht auch noch schluchzen, wird in dieser Situation zu viel Sauerstoff aufgenommen. Dann können die genannten Symptome auftreten. Das übliche Vorgehen, welches ich kenne, ist das zum Teil recht lange auszuführende Abatmen in eine Tüte und das Einatmen des darin vorhandenen Kohlendioxids, damit sich alles im Körper wieder normalisieren kann. Mit MET bekommen Sie eine neue, schnelle und erfolgreiche Hilfe für diese Situation an die Hand. Haben Sie selbst so eine Situation, dann atmen Sie bitte nur durch die Nase ein und aus und halten den Mund geschlossen, während Sie versuchen, ruhig zu bleiben. Schon bei den ersten Anzeichen einer aufkommenden Panik wie zum Beispiel Schwindel, schließen Sie also Ihren Mund und atmen durch die Nase ein und aus. Dabei denken Sie an Ihren Klopfsatz: „Mein Schwindel, mein Schwindel…“, den Sie dann je nach Befinden auch aussprechen oder sich nur innerlich vorsagen und klopfen nach der Ihnen geläufigsten Klopfmethode, bis nach kurzer Zeit das Symptom verschwunden ist.

Falls Sie aber immer noch Probleme haben, da wieder herauszukommen, konzentrieren Sie sich bitte bei weiter vorhandener Nasenatmung auf die einzelnen Schritte der Handrücken-Serie, bis die Hyperventilation aufhört. Das Ganze kann ein paar Minuten dauern. Wie Sie bereits wissen, wird durch die Handrückenserie die emotionale Belastung nochmal reduziert.

Wer die Klopftherapie wie ich auswendig gelernt hat, ist auf der sicheren Seite, sie im Notfall anwenden zu können. Ich spreche aus Erfahrung, allerdings nur bei aufkommendem Angstgefühl, denn Panik hatte ich schon ewig nicht mehr. Inzwischen kann ich bestätigen, dass diese „Erste Hilfe“ bei aufkommender oder bestehender Panik wirklich funktioniert, wie Sie im Ersten Teil bereits erfahren haben.

Für den Fall, dass Sie jemand anderem helfen wollen, fordern Sie ihn (eventuell mehrfach) laut und deutlich dazu auf, nur durch die Nase ein- und auszuatmen und den Mund geschlossen zu halten. Falls die Nase durch Weinen verstopft ist, bitte Nase putzen lassen! Sprechen Sie ruhig und gelassen zu ihm und drücken Sie Ihr Verständnis aus, dass diese Hyperventilation für ihn unangenehm, aber weder nötig noch effektiv ist. Dann sagen Sie ihm, dass er an sein Symptom denken und es beim Klopfen der Akupunkturpunkte laut aussprechen soll. Nun zeigen Sie ihm an sich selbst, wo genau er an sich klopfen soll und leiten ihn ruhig an, bis die Symptome verschwunden sind. Falls das wegen der eventuell verkrampften Hände nicht geht, klopfen Sie mit seinem Einverständnis auf seine Akupunkturpunkte. Sie werden ihm einen großen Gefallen tun, ihn aus dieser äußerst beängstigenden Situation herauszuholen.

6- Einsatzmöglichkeiten

MET kann noch viel mehr. Man kann sich glücklich, gesund und sogar reich klopfen, indem man seine negativen Gefühle dazu auflöst. Man kann seine ungesunden Glaubenssätze durch Klopfen auflösen und dadurch sein ganzes Leben verändern, weil man dann anders handelt als mit den einschränkenden Glaubenssätzen. Man kann Affirmationen und Wahlsätze klopfen, man kann körperliche Symptome durch Klopfen wegbekommen. Man soll sich schlank klopfen können in Verbindung mit dem Auflösen von falschen Glaubenssätzen, negativen Gefühlen und der richtigen Verhaltensweise. Sie sehen, dass ich da noch dran zweifle, doch ich habe es noch nicht ausprobiert. Aber das wäre in meinem Fall nur mit einem Therapeuten umsetzbar. (Glaube ich...) Vielleicht sollte ich erst mal diesen Glaubenssatz auflösen? Man kann Süchte und suchtmäßiges Verlangen, zum Beispiel nach Schokolade oder Gummibärchen, auflösen. MET ist sehr gut in der

Trauma-Therapie einsetzbar. Doch das alles gehört in die Hände von professionellen MET-Therapeuten, denn man selbst kann beim Klopfen an seine Grenzen kommen, jedoch die MET-Klopftherapie nicht.

Eine gute Hilfe für Anfänger ist die MET-App fürs iPhone, denn dort können Sie Ihre Angst aus verschiedenen Vorschlägen heraussuchen und bei einer kleinen Animation mitklopfen. Danach schätzen Sie ein, ob die Angst aufgelöst, geringer oder unverändert ist. Sie bekommen dann Hinweise, wie Sie weiter verfahren können.

Ein kleiner Tipp für Sie: Wenn Sie einer Ihnen nahestehenden Person Ihren Frust erzählen wollen, klopfen Sie dabei im Sekundentakt auf Ihre beiden Nierenpunkte. Dadurch können Sie gleich beim Reden Ihren Ärger auflösen. Probieren Sie es aus...

Ihr Bonus:

-Klopfanleitung gegen die Angst vor dem aktuellen Virus

In Virus-Pandemie-Zeiten ist die Angst vor dem Virus gefährlicher als das Virus selbst, obwohl gewisse Vorsichts- und Hygiene-Maßnahmen ihre Berechtigung haben und eingehalten werden sollten. Es ist extrem wichtig, die Angst davor aufzulösen, denn man zieht nach dem Gesetz der Resonanz genau das in sein Leben, was man aussendet (Gesetz der Anziehung: Falls Sie davon noch nichts gehört haben, informieren Sie sich bitte im Internet und bilden sich Ihre eigene Meinung dazu). Ihre Wahrnehmung wird durch die Angst eingeschränkt und wenn man diese nicht auflöst, hat Ihr Körper Dauerstress. Dieser gefährliche Zustand fährt das Immunsystem herunter und kann die Entstehung von Krankheiten begünstigen. Angst macht manipulierbar und kontrollierbar, weil man nur noch reagiert statt agiert und dieser Zustand kann zum Beispiel ein Mittel sein, mit dem andere Macht über uns ausüben können. Doch warum soll man in der Angststarre bleiben, wenn man durch das Wegklopfen der Angst wieder kreativ sein kann? Angst ist, wie bereits erwähnt, das Ergebnis energetischer Blockaden in Ihrem Energiesystem, ausgelöst durch ein kleines oder großes Trauma und durch das Beklopfen der Akupunkturpunkte reparieren Sie das Energiesystem wieder. Sie kommen aus der Angst heraus und können wieder selber für sich Verantwortung übernehmen.

MET-Ablauf bei Angst vor dem aktuellen Virus und seinen Folgen

Stellen Sie sich die Frage, wovor genau Sie Angst haben! Ist es die Angst, an dem Virus zu erkranken? Schätzen Sie am besten Ihre Angst auf einer Skala von 1-10 ein. Dann klopfen Sie mit einer der drei Ihnen jetzt bekannten Varianten den Satz: „Meine Angst, an diesem Virus zu erkranken“, den Sie laut aussprechen, damit Ihr System weiß, dass es im Moment genau darum geht. Sagen Sie genau das, was stimmig für Sie ist! Haben Sie „Angst, durch diese Viren zu sterben“, dann klopfen Sie diesen veränderten Satz solange, bis Sie ruhiger werden und das tiefe Luft holen kommt, was Ihnen anzeigt, dass Ihre Angst aufgelöst ist. Wenn Sie nur diese eine Angst beklopfen wollen und dadurch auflösen, machen Sie gleich im Anschluss noch die Handrückenserie, welche die Angst noch um ein paar Punkte senkt. Danach können Sie auf der Skala für sich selbst einschätzen, wo Ihre Angst ist. Falls es noch keine 0 ist, was ja immer das Ziel sein sollte, beklopfen Sie erneut die 6 Akupunkturpunkte oder nur die Schlüsselbeinpunkte mit dem Satz: „Meine Restangst, meine…“, bis Sie ganz entspannt sind. Das kann auch mal insgesamt 10 bis 20 Minuten oder etwas länger dauern, je nachdem, welche Gefühle noch hochkommen, doch dann ist die Angst komplett weg. (Inzwischen ist die Situation der Pandemie etwas entspannter, doch es kann wieder zu einer Verschärfung der Maßnahmen kommen, bei der unten genannte Situationen eintreten können, deshalb lasse ich die Beispiele für Sie noch stehen.) Falls Sie schon während des Klopfens eine nun vielleicht hochkommende Wut auf jemanden haben oder ärgerlich auf jemanden sind oder vielleicht werden Sie auch traurig, weil Sie Ihre Eltern, Großeltern, Kinder oder Enkelkinder nicht mehr besuchen dürfen, dann klopfen Sie dieses aufkommende Gefühl mit dem entsprechenden Klopfsatz einfach weg. Zum Beispiel: „Meine Trauer, dass ich meine Eltern, ... nicht mehr besuchen darf..." Sie müssen das Gefühl wirklich spüren. Wenn also Wut oder Ärger als Gefühl bei Ihnen wegen der vielen Einschränkungen im täglichen Leben hochkommt, beklopfen Sie genau dies. „Meine Wut, dass ich in meiner Freiheit eingeschränkt bin...", „Mein Ärger, dass sich die Leute nicht an die Regeln halten und es Konsequenzen hat...", „Mein Schuldgefühl, dass ich trotz Infekt noch arbeiten war und vielleicht jemanden angesteckt habe…“, „Meine Wut auf das blöde Virus“ „Meine Angst wegen der ganzen Hysterie um dieses Virus“, „Mein Ärger, dass ich mit Mund- und Nasenschutz herumlaufen muss, obwohl ich Probleme damit habe“ und vieles mehr. Das waren nur ein paar willkürliche Beispiele. Sprechen Sie wirklich alles aus, was Sie an negativen Gefühlen dazu haben, Sie machen es für Ihr Wohlergehen! Manchmal hat man ein ganzes Paket aufzulösen, das aus mehreren Schichten besteht. Wenn Sie merken, Ihre derzeitigen Gefühle zum Thema haben sich aufgelöst, machen Sie zum Schluss noch die Handrückenserie.

Natürlich ändert das Klopfen nichts an der bestehenden Krisensituation mit all ihren Folgen, aber danach sind Sie wieder frei, können klar denken und Sie sind vor allem handlungsfähig und nicht mehr wie gelähmt vor Angst! Sie können weitere Gefühle wie Existenzangst, Angst vor Arbeitslosigkeit, Angst vor der Zukunft oder andere aufkommende, negative Gefühle (die zum Beispiel durch schlechte Nachrichten auftauchen) auflösen. Ich kann Ihnen Ihre Probleme nicht nehmen, doch Sie bekommen eine andere Sicht darauf, indem Sie ruhiger, entspannter und gelassener sind als vorher. Vielleicht können Sie nun darüber nachdenken, was der nächste logische Schritt bei Ihrem Problem wäre, zum Beispiel bei Existenzangst. Die meisten Menschen leben in Gedanken sowieso immer nur in der Vergangenheit oder der Zukunft statt in der Gegenwart. Man plant weit voraus oder überlegt, was wohl passieren könnte, wenn...; denkt sich, dass früher alles anders oder besser war, man schwelgt in Erinnerungen oder denkt daran, wer wem was angetan hat. Das sind nur Gedanken-Konstrukte, die uns oft auch negative Gefühle bescheren. Um diese aufzulösen, können Sie die MET-Klopftherapie nutzen, damit es Ihnen viel besser geht. Danach oder auch jetzt schon sollten Sie Ihre Aufmerksamkeit auf das Hier und Jetzt richten und genau diesen Augenblick wahrnehmen, denn wir leben immer nur im JETZT.

Wenn Sie jeden Tag auch nur ein Problem aus Ihrem bisherigen Leben, am besten aus jedem Lebensjahr eins, bei dem negative Gefühle dranhängen oder sich einfach nur so zur Stärkung beklopfen, kommen Sie neben der sofortigen Ruhe, der Entspannung und des inneren Friedens bald in einen Zustand von Liebe und Selbstliebe. Probieren Sie es aus! Es ist überall machbar! Man kann sich sogar auch nur in Gedanken beklopfen, indem man sich vorstellt, wie man die Akupunkturpunkte mit den Fingerspitzen antippt. Diese Erfahrung konnte ich beim Mitfahren auf dem Motorrad machen, die positive Wirkung dieser Möglichkeit war dadurch für mich bewiesen, als es mir danach sofort besser ging, obwohl die Situation gleichgeblieben war.

Schlusswort

Sie haben bis hierhin gelesen, dafür danke ich Ihnen. Es zeigt mir Ihr ehrliches Interesse an der MET-Klopftherapie.

Ich wünsche Ihnen viel Erfolg beim Auflösen Ihrer Ängste und anderer negativer Gefühle. Fangen Sie einfach an, auf Ihre beiden Nieren- bzw. Schlüsselbeinpunkte zu klopfen und denken Sie an ein Sie belastendes Thema oder Gefühl, dann kommen die negativen Gefühle zu Ihrem Thema von irgendwo aus dem Unterbewusstsein schon hoch, auch bei körperlichen Symptomen. Doch das ist eine etwas umfassendere Herangehensweise, die Sie ebenfalls mit MET bei Rainer Franke lernen können, da hier zuerst die negativen Gefühle zu Ihrer Symptomatik aufgelöst werden und dadurch auch die Symptome verschwinden können. Sie werden sich nach dem ersten Klopfen sofort besser fühlen und können es schaffen, ohne jahrelange Psychotherapie (in Bezug auf Ihre Ängste) in Ihr volles Potenzial zu kommen und das Leben zu genießen. Ich wünsche Ihnen auf Ihrem Weg alles Gute und ein angstfreies Leben!

Und nun fangen Sie doch einfach an! Sie werden es nicht bereuen…

Weiterführende Literatur

-Rainer Franke/Ingrid Schlieske: „Klopfen Sie sich frei!“ (Das ist die ältere Methode, nach der ich die MET-Klopftechniken erlernt habe)

-Rainer und Regina Franke. „Sorgenfrei in Minuten.“ (Ältere Klopftechnik)

-Rainer und Regina Franke: „100 Situationen, in denen Sie klopfen sollten“ (Neue Methode)

-Rainer und Regina Franke: „Klopfen Sie sich reich.“ (Neue Methode)

-Rainer und Regina Franke: „Schlank, gesund und vital“

-Rainer und Regina Franke: „Klopfen Sie sich rauchfrei!)

-Rainer und Regina Franke: „Die MET-Glücksformel“

Wenn Sie bei YouTube unter „MET“ nach Rainer Franke suchen, werden Sie schnell fündig und können auch gleich die MET-Klopftherapie mitmachen...

-Das neueste Buch ist eher für Therapeuten und Coaches gedacht, es heißt: „MET-Klopftherapie in der Praxis“

Falls Sie mehr wissen wollen, werden Sie auch in der privaten Facebook-Gruppe „Klopf Dich frei mit MET-Klopftherapie“ viel Wissenswertes und Praktisches erfahren.

Feedback

Wenn Ihnen das Buch gefallen hat und Sie dadurch wenigstens eins Ihrer Probleme lösen konnten, wovon ich überzeugt bin, würde ich mich über eine Rezension bei Amazon freuen. Ihre Meinung ist mir sehr wichtig!

☆ ☆ ☆ ☆ ☆

Bei Fragen und Verbesserungswünschen können

Sie mich gern unter: johanna.wedan@gmx.de

kontaktieren.

Impressum

1. Auflage 2020

Kontakt: Jeanett Heidan / Dr.-Külz-Straße 40 / 01445 Radebeul
Covergestaltung: Pixelcompetence
Coverfoto: Depositphotos

Haftungsausschluss

Der Inhalt dieses Buches wurde mit großer Sorgfalt geprüft und erstellt. Es kann jedoch keine Garantie für die Richtigkeit und Vollständigkeit der Inhalte übernommen werden. Alle enthaltenen Informationen basieren lediglich auf der Meinung und persönlichen Erfahrung der Autorin. Der Inhalt darf keinesfalls als medizinische Hilfe gesehen werden, bei Einnahme von Medikamenten muss immer ein Arzt zu Rate gezogen werden. Für selbstverursachte Schäden und Fehlhandlung des Lesers wird daher keine juristische Haftung seitens der Autorin übernommen. Die Autorin garantiert keinerlei Erfolge mit den im Buch erwähnten Informationen, da diese wie oben genannt nur auf persönlicher Erfahrung basieren. Die Verantwortung für die im Buch beschriebenen Ziele liegt einzig und allein beim Leser selbst.

Printed in Germany
by Amazon Distribution
GmbH, Leipzig

29099406R00091